MANUAL DE PRÁCTICAS CLÍNICAS

PRACTICUM II DE PACIENTES ADULTOS

Carlos Labaig Rueda y Carla Fons Badal

(eds.)

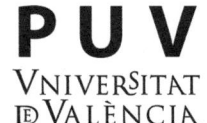

PUV
VNIVERSITAT ᴅᴇ VALÈNCIA

Colección: Educació. Laboratori de Materials, 103

Este texto ha sido publicado en el marco de los programas desarrollados dentro de la «Convocatoria del Ministerio de Educación y Ciencia para la financiación de la adaptación de las instituciones universitarias al Espacio Europeo de Educación Superior» (septiembre de 2006)

Publicacions de la Universitat de València
https://puv.uv.es
publicacions@uv.es

Diseño de la cubierta: Celso Hernández de la Figuera

ISBN: 978-84-1118-657-5
Depósito legal: V-4785-2025

Impreso en España

Introducción

Este Manual de Prácticas de la asignatura Practicum II de Pacientes Adultos es una herramienta diseñada con el propósito de ser una guía en el proceso de formación. Sabemos que la transición de la teoría a la práctica clínica puede ser un desafío, y es precisamente por ello que hemos desarrollado este recurso, para facilitar y optimizar la realización de las prácticas odontológicas.

Este manual nace de la necesidad de proporcionar a los alumnos una estructura clara y un apoyo constante durante cada procedimiento. Nuestro objetivo es que tengan a su alcance una referencia que recuerde tanto el material como los pasos clave de cada tratamiento, para poder realizar las prácticas con seguridad y confianza. Queremos que este manual sea un compañero de estudio y de trabajo, que ayude a afianzar conocimientos, desarrollar habilidades con precisión y, en última instancia, convertir a nuestros alumnos en profesionales de la odontología competentes y seguros.

Esperamos que sea de gran utilidad en el camino hacia la excelencia clínica.

Agradecimientos

Agradecemos a todo el cuerpo docente de la asignatura Practicum II de Pacientes Adultos su inestimable contribución en la elaboración de este manual de prácticas. Es un reflejo de su compromiso, dedicación y pasión por la enseñanza. Valoramos enormemente el esfuerzo y el tiempo invertidos para proporcionar un recurso pedagógico que da soporte a la formación de futuros profesionales de la odontología.

ÍNDICE GENERAL

1. DIAGNÓSTICO Y PLANIFICACIÓN

Autores

Javier Casas Terrón

Eva González Angulo

El diagnóstico en Odontología es el conjunto de procesos por el cual identificamos si existen enfermedades o lesiones en la cavidad oral y tejidos periorales y cuáles pueden ser sus causas.

Dichos procesos se realizan a través de la recopilación de datos de la historia clínica, tanto médica como oral del paciente, una pormenorizada exploración clínica y la realización de cuantas pruebas complementarias sean necesarias. Todo este conjunto de procesos debe realizarse de una manera ordenada y sistemática.

Una vez establecida la existencia de una lesión y de sus causas, procederemos a la planificación del tratamiento y, en último término, a la realización de este.

1.1 DIAGNÓSTICO

Material:

- Espejo intraoral *front surface*.
- Sonda de exploración.
- Sonda periodontal.
- Pinzas.
- Placas de radiografía.
- Paralelizadores.
- Regla o pie de rey pequeño.

Procedimiento clínico:

El procedimiento diagnóstico debe basarse, como hemos dicho, en tres pilares fundamentales:

1- Realización de una **adecuada historia clínica**, en la cual se recogerán todo tipo de datos relevantes relacionados tanto con el historial médico (enfermedades sistémicas, medicación, alergias, etc.) como con el historial bucal (tratamientos realizados en el pasado, tiempo que hace desde la última visita al odontólogo, etc.) del paciente.

2- En la **exploración clínica**, realizaremos una revisión sistemática y pormenorizada de las mucosas orales y lengua con el fin de detectar cualquier tipo de lesión de tejidos blandos.

En la exploración de tejidos duros, revisaremos todos los dientes presentes en la boca de una manera concienzuda con la ayuda de un espejo intraoral y una sonda exploradora. El objetivo de dicha exploración es detectar la existencia de lesiones de caries o fracturas en las caras oclusales o interproximales de los dientes; también detectaremos con este análisis, la presencia de facetas de desgaste que nos pueden hacer pensar en una posible parafunción (hábito apretador, bruxismo, etc.) o condición que conlleve erosión (reflujo, dieta ácida, etc.).

En tercer lugar, procederemos a un sondaje periodontal para comprobar el nivel de inserción alrededor de cada uno de los dientes.

Nuestro siguiente objetivo será analizar la musculatura masticatoria y perioral, con el fin de valorar el estado de relajación o, por el contrario, de contracción de dichos músculos. Además, procederemos a comprobar la existencia de ruidos articulares y valoraremos el rango de movimiento mandibular: cantidad de apertura oral entre los bordes de los incisivos superior e inferior, desplazamientos derecho e izquierdo en las lateralidades y anterior en la protrusiva, anotando en cada caso cuántos milímetros tiene ese recorrido y su posible desviación de la norma.

Por último, cuantificaremos también la cantidad de resalte y sobremordida existente entre los incisivos superiores e inferiores y estudiaremos, aunque sea de un modo grosero, el estado oclusal del paciente (tipo de clase de Angle, dientes que contactan y dientes que no lo hacen, …).

3- Como **pruebas complementarias**, realizaremos una radiografía panorámica y unas aletas de mordida a todos nuestros pacientes para comprobar la existencia de caries interproximales.

En el caso de que encontremos dientes muy dañados por caries o la presencia de abscesos o fístulas en los tejidos blandos que rodean a los dientes, realizaremos, además, una radiografía periapical o un CBCT de la zona para poder constatar la existencia de lesiones en el ápice de los dientes y su naturaleza.

Si el sondaje periodontal nos hubiera mostrado la existencia de enfermedad periodontal, lo complementaríamos con una serie radiográfica completa.

1.2 PLANIFICACIÓN

A la hora de planificar el tratamiento de nuestros pacientes, debemos seguir siempre un mismo orden:

1- Planificaremos en primer lugar el tratamiento de todos aquellos procesos que sean **urgentes** de solucionar, bien porque sean dolorosos, bien porque puedan suponer un problema para el paciente en los próximos días o semanas. Esto puede incluir la realización de obturaciones en caries de tamaño grande y que sean dolorosas, endodoncias, extracciones dentales, etc.

2- En segundo lugar, realizaremos el **tratamiento periodontal** necesario. Mediante la exploración periodontal se determinará la necesidad de tratamiento, que varía desde la realización de una tartrectomía, como forma de lograr el mantenimiento básico, hasta un tratamiento periodontal más avanzado en casos en los cuales hayamos apreciado un daño en el tejido de inserción mediante el sondaje periodontal realizado durante la fase diagnóstica. En este tipo de pacientes se planificará un tratamiento mediante raspado y alisado radicular, instrucciones de higiene oral, etc.

3- Una vez tratados los tejidos periodontales y logrado un estado de salud en los mismos, procederemos a la realización de todos los tratamientos de **odontología restauradora** necesarios para eliminar cualquier presencia de caries en los dientes.

4- Por último, confeccionaremos todas las **prótesis** que sean necesarias, tanto dento como muco o implanto soportadas, para cualquiera de sus múltiples indicaciones:

- o Tratamiento de los espacios edéntulos.
- o Protección de aquellos dientes con grandes destrucciones por caries y que hayan sido tratados con odontología restauradora.
- o Solución de problemas relacionados con la forma, color o el tamaño de los dientes remanentes.

5- Programaremos la siguiente revisión, que, de modo general, la estableceremos cada 12 meses. En caso de necesidad específica podremos programarla en un espacio más breve de tiempo.

En las revisiones periódicas haremos de manera sistemática aletas de mordida, para descartar caries interproximales. Complementaremos con una ortopantomografía cuando haga más de 5 años de la última o bien cuando sospechemos de algún cambio importante.

2. ANESTESIA

Autores

Carlos Campos Estellés

Manuel Sancho Puchades

Para realizar numerosos procedimientos odontológicos necesitaremos anestesiar a los pacientes. Se deben tener en cuenta siempre unas consideraciones clínicas importantes, como son la aspiración durante el procedimiento para evitar inyección intravascular, registrar la dosis usada y tipo de anestésico, control del paciente durante y después del procedimiento, evitar el uso de vasoconstrictores en pacientes con patología cardiovascular severa, según indicaciones médicas y calcular la dosis máxima según peso.

2.1 TIPOS DE ANESTESIA LOCAL Y SU INDICACIÓN CLÍNICA

Anestesia infiltrativa (supraperióstica)

- Indicada en: maxilar superior y mandíbula zona anterior, donde el hueso es más poroso.
- Técnica: se deposita el anestésico bajo la mucosa vestibular, por encima del periostio, próximo al ápice del diente.
- Uso habitual: exodoncia simple, tratamiento restaurador, tratamiento periodontal.

Anestesia troncular (bloqueo nervioso)

- Indicada en: zonas amplias correspondientes al territorio que inerva el tronco nervioso anestesiado, especialmente utilizada en hemiarcada mandibular.
- Ejemplos:
    - o Bloqueo del nervio alveolar inferior: exodoncia, cirugía de cordales.
    - o Bloqueo del nervio mentoniano o bucal: apoyo anestésico en zonas específicas.
    - o Bloqueo del nervio infraorbitario o palatino mayor: procedimientos en maxilar superior.

Anestesia intraligamentosa

- Indicada en: casos en los que no se desea anestesia de tejidos blandos o cuando la infiltrativa es insuficiente.
- Técnica: se inyecta el anestésico en el ligamento periodontal.

Anestesia intrapulpar

- Indicada en: casos de pulpitis donde otras técnicas fallan.
- Técnica: inyección directa en la cámara pulpar. Requiere acceso previo.

Anestesia tópica

- Uso: previo a la inyección para reducir molestia. También en procedimientos menores (colocación de *clamps*, instrumentación radicular subgingival).
- Fármacos comunes: benzocaína en spray o gel.

Material:

- Jeringa tipo carpule (aspirable).
- Agujas dentales:
  - Corta (12 mm): infiltrativa.
  - Media (25 mm): infiltrativa y bloqueos.
  - Larga (35 mm): bloqueos.
- Carpules anestésicos: lidocaína, articaína, mepivacaína, etc.
- Anestésico tópico.
- Espejo, pinzas, explorador.
- Gasas, guantes, mascarilla, gafas de protección.

2.2 ANESTÉSICOS LOCALES – COMPARATIVA BÁSICA

Anestésico	Con vasoconstrictor	Duración	Indicaciones clínicas
Lidocaína 20 mg/ml	Epinefrina 12,5 microgramos/ml	60-90 min	Uso general, infiltrativa y troncular.
Articaína 40mg/ml	Epinefrina 5 microgramos/ml	45-60 min	Alta difusión ósea. Ideal en mandíbula.
Articaína 40mg/ml	Epinefrina 10 microgramos/ml	60-75 min	
Mepivacaína 10mg/ml	Sin Vasoconstrictor	30-45 min	Pacientes con problemas cardiovasculares.

Tabla 1. Comparativa anestésicos locales.

3. PROCEDIMIENTOS DE EXTRACCIÓN DENTAL

Autores

Carlos Campos Estellés

Manuel Sancho Puchades

3.1 EXTRACCIÓN DENTAL SIMPLE

Consiste en la extracción sin necesidad de colgajo ni osteotomía. Indicada para dientes sin complicaciones anatómicas ni patológicas.

Material*:*

- Radiografía periapical y/o panorámica.
- Set de exploración básico: espejo, sonda de exploración, sonda periodontal, pinzas.
- Jeringa, carpule de anestésico local, aguja larga o corta.
- Periostotomo.
- Elevador recto.
- Fórceps dental específico según arcada y pieza.
- Aspirador quirúrgico.
- Cucharilla de Lucas.
- Gasa compresiva estéril.

Procedimiento clínico:

1. Evaluación clínica y radiográfica.
2. Anestesia local adecuada (infiltrativa o troncular según zona).
3. Despegamiento del ligamento periodontal.
4. Luxación dental con elevador.
5. Extracción con fórceps.
6. Inspección y legrado del tejido de granulación en el alveolo.
7. Hemostasia.

3.2 EXTRACCIÓN DENTAL COMPLEJA Y RESTOS RADICULARES

Extracción que requiere abordaje quirúrgico con colgajo y posiblemente osteotomía u odontosección.

Material:

- Radiografía panorámica, periapical y/o CBCT.
- Set de exploración básico: espejo, sonda de exploración, sonda periodontal, pinzas.
- Jeringa, carpule de anestésico local, aguja larga.
- Pieza de mano de baja velocidad o contraángulo quirúrgico, fresas redondas de carburo de tungsteno, suero fisiológico, jeringa de irrigación.
- Aspirador quirúrgico.
- Separadores (Minnesota, Farabeuf).
- Bisturí con hoja #15.
- Periostotomo.
- Pinzas de disección con dientes.
- Elevadores rectos, angulados (Pott, Winter).
- Elevadores rectos delgados y de tipo Heidbrink (para fragmentos de pequeño tamaño).
- Fórceps según localización (bayoneta restos radiculares superiores).
- Cucharilla de Lucas.
- Pinza hemostática tipo mosquito curva.
- Portaagujas, tijeras, sutura reabsorbible o seda (4-0).
- Gasa estéril, hemostático local si necesario (Gelatamp®, esponja de colágeno).

Procedimiento clínico:

1. Evaluación clínica y radiográfica detallada.
2. Anestesia local adecuada: infiltrativa o troncular profunda.
3. Incisión y colgajo mucoperióstico.
4. Osteotomía con pieza de mano de baja velocidad o contraángulo quirúrgico.
5. Odontosección si es necesario.
6. Elevación y extracción del diente/fragmentos.
7. Legrado del alveolo e irrigación.
8. Sutura.
9. Hemostasia.

4. TRATAMIENTO PERIODONTAL

Autores

Carla Fons Badal

M.ª Salud Martí Magraner

4.1 ESTUDIO PERIODONTAL

A todos los pacientes, como se ha explicado en el capítulo de "Diagnóstico y planificación", se les debe realizar una exploración periodontal. Dicha exploración consistirá en un sondaje con sonda periodontal. Si durante dicha exploración detectamos bolsas periodontales deberemos realizar un periodontograma y una serie radiográfica para determinar el avance de la patología periodontal y dar un diagnóstico, pronóstico y plan de tratamiento al paciente.

Material:

- Espejo.
- Sonda periodontal CP11 o similar.
- Sonda de Nabers.
- Paralelizadores.
- Radiografías.

Procedimiento clínico:

1. Periodontograma.
2. Serie radiográfica completa.
3. Realización de diagnóstico, pronóstico y plan de tratamiento según la clasificación actual (Workshop 2017). Dicho diagnóstico, pronóstico y plan de tratamiento se le debe presentar al tutor de periodoncia y posteriormente al paciente.

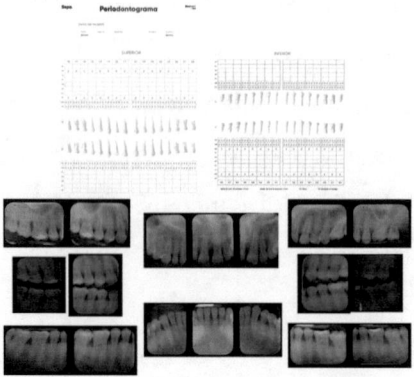

Figura 1. Periodontograma y serie radiográfica.

4.2 FASE HIGIÉNICA

Una vez realizado el diagnóstico, pronóstico y plan de tratamiento se realizará la fase higiénica del tratamiento periodontal, en la cual se eliminarán los depósitos de placa y cálculo y se le darán al paciente instrucciones de higiene oral y motivación.

Material:

- Espejo
- Sonda periodontal.
- Piedra de afilar.
- Curetas específicas.
- Gasas.
- Ultrasonidos.
- Contraángulo.
- Cepillo de pulir.
- Pasta de pulir.
- Material para las instrucciones de higiene oral (fantoma, cepillo, cepillos interproximales, espejo, etc.).

Procedimiento clínico:

Antes de comenzar esta fase:

- o El periodontograma deberá estar pasado al ordenador.
- o El diagnóstico, pronóstico y plan de tratamiento han de estar consensuados con el tutor periodontal.

Debemos tener abierto el periodontograma y serie radiográfica para realizar el raspado y alisado radicular (RAR) dirigido por la exploración previa realizada.

1. Anestesia.
2. Detartraje.
3. Raspado y alisado radicular (afilado de curetas previo) por cuadrantes.
4. Pulido.
5. Instrucciones de higiene oral y motivación.
6. Planificar siguiente sesión.

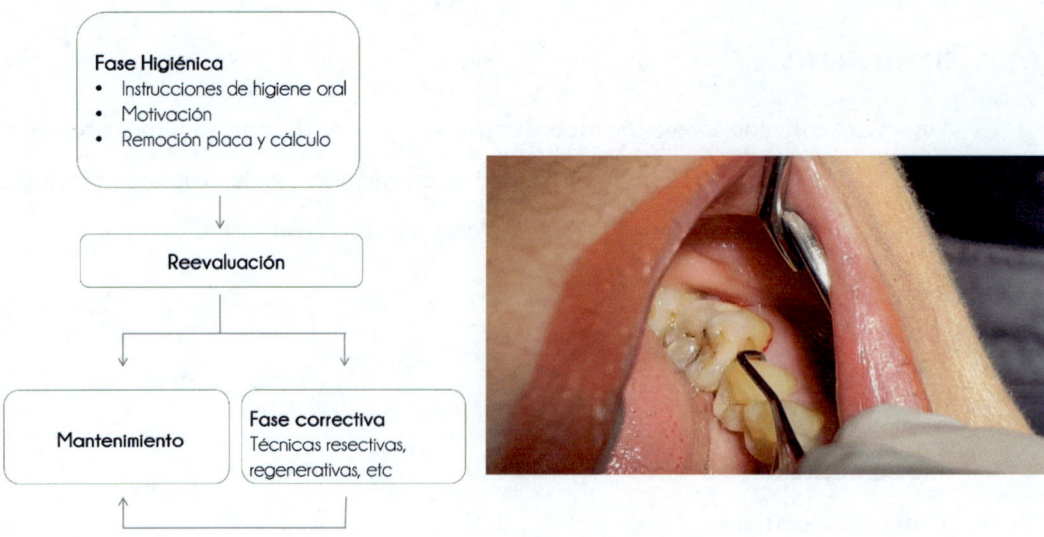

Figuras 2 y 3. Secuencia tratamiento periodontal y posicionamiento cureta.

4.3 REEVALUACIÓN

Todo tratamiento periodontal debe ser reevaluado para analizar la efectividad del mismo y valorar si el paciente puede pasar a fase de mantenimiento periodontal (terapia periodontal de soporte) o necesita una fase correctiva previa.

Material:

- Sonda periodontal.
- Espejo.
- Material para las instrucciones de higiene oral (fantoma, cepillo, cepillos interproximales, espejo, etc.).

Procedimiento clínico:

1. Se volverá a realizar el periodontograma y se revisará la higiene del paciente.
2. Según los resultados de la reevaluación se planificará cuando comienza con la fase de mantenimientos o se derivará al paciente al Máster de Periodoncia para que se le realicen las cirugías periodontales que consideren.
3. Es muy importante reforzar las instrucciones de higiene oral.

MANTENIMIENTO	FASE CORRECTIVA	REMOTIVACIÓN
IP <20%	IP < 20%	IP >20%
IS <20%	IS > 20%	IS > 20%
Bolsas ≤ 4 mm	Bolsas ≥ 4 mm	Bolsas ≥ 4 mm

Tabla 2. IP= índice de placa / IS= índice de sangrado.

4.4 MANTENIMIENTO PERIODONTAL

El mantenimiento periodontal, también conocido como terapia periodontal de soporte (TPS), es una fase crucial en el manejo a largo plazo de la salud periodontal, imprescindible para prevenir la recurrencia de la enfermedad y mantener la estabilidad de los tejidos periodontales.

Material:

- Espejo
- Sonda periodontal CP11 o similar.
- Piedra de afilar.
- Curetas (universal/específicas).
- Gasas.
- Ultrasonidos.
- Contraángulo.
- Cepillo de pulir.
- Pasta de pulir.
- Material para las instrucciones de higiene oral (fantoma, cepillo, cepillos interproximales, espejo, etc.).

Procedimiento clínico:

1. Periodontograma.
2. Radiografías si fuesen necesarias.
3. Evaluación y refuerzo instrucciones de higiene oral.
4. Detartraje.
5. Raspado y alisado radicular (afilado de curetas previo).
6. Pulido.
7. Planificación siguiente mantenimiento.

5. AISLAMIENTO

Autores

Georgina García Engra

Ana Roig Vanaclocha

Emplearemos la técnica de aislamiento dental absoluto en las prácticas de integral del adulto <u>siempre</u> que realicemos tratamientos restauradores (cavidades oclusales, mesiales y distales) y de endodoncia, con la finalidad de asegurar un campo de trabajo seco y limpio. En restauraciones vestibulares y en procedimientos de prótesis (cementado de incrustaciones, coronas o carillas) se empleará según el criterio del tutor de prácticas.

Material:

- **Dique de goma:** Se recomienda el uso de dique de látex de grosor medio (0,20 mm) o grueso (0,25 mm). En pacientes alérgicos al látex, se emplearán diques de vinilo o nitrilo.
- *Clamps* **o grapas:** Se recomienda el uso de los *clamps* 00, 2, 2A, 14, 14A W3, W8, 12A, 13A, 26N (para dientes parcialmente erupcionados) y 212.
- **Perforador de dique:** perforador de Ainsworth (5 agujeros) o de Ivory (6 agujeros). Se selecciona el tamaño de agujero en función del tipo de diente:
  - Agujero N.º 1: para incisivos centrales y laterales inferiores
  - Agujero N.º 2. Para incisivos centrales y laterales superiores.
  - Agujero N.º 3: para caninos y premolares.
  - Agujero N.º 4: para molares.
  - Agujero N.º 5 sólo se empleará en la técnica de paraguas.
  - Agujero N.º 6: no se recomienda su uso.
- **Plantilla de arcadas bucales.**
- **Pinza** *portaclamp.*
- **Arco:** se recomienda arco de Young metálico o de plástico en caso de necesitar hacer radiografías intraorales durante el procedimiento clínico.
- **Hilo dental con cera.**
- **Teflón.**

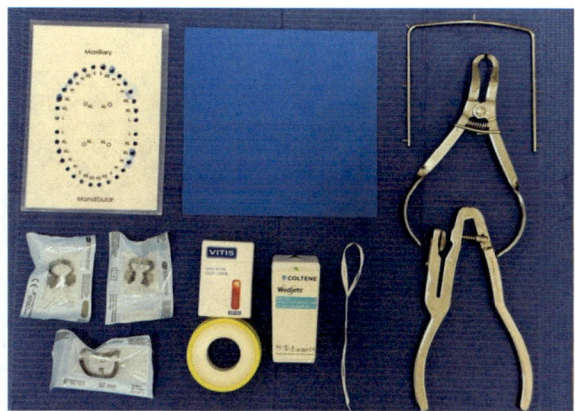

Figura 4: Descripción del material necesario para preparar un aislamiento absoluto.

Procedimiento clínico:

1. Marcar agujeros a perforar en el dique con la plantilla de arcada y perforarlos en función del tipo de diente como hemos indicado anteriormente. Se va a perforar el diente a tratar y dos dientes por delante y por detrás para conseguir un campo de trabajo amplio.

2. Selección del tipo de *clamp*.

3. Colocación de dique y *clamp* en boca:

o Técnica de paraguas (un paso): fuera de boca, tras haber perforado el dique, se pasa el arco del *clamp* (previamente anudado) sobre el agujero perforado más posterior, dejando el arco del *clamp* tapado por dique y las aletas y los orificios expuestos. Se lleva a boca y se acopla el *clamp* al cuello del diente más posterior con el *portaclamp*. Se pasan las aletas con una espátula y los puntos de contacto de los dientes más anteriores con hilo dental hasta dejar todas las coronas clínicas por encima del dique. Por último, se coloca el arco de Young.

o Técnica dos pasos: primero se coloca el *clamp* anudado en el diente más posterior. Después, se ensancha con las manos el agujero más posterior del dique, se lleva a boca y se pasa sobre el arco y las aletas del *clamp* previamente colocado. Tras ello, se pasan los puntos de contacto del resto de dientes hasta dejar todas las coronas clínicas por encima del dique y se coloca el arco de Young.

4. Eversión del dique dental: Tras aislar el campo operatorio, se procede a evertir la goma hacia el margen gingival de todas las coronas clínicas aisladas con una sonda, espátula o aire a presión

5. Uso de elementos auxiliares: emplearemos otros elementos para mejorar nuestro campo operatorio como: *wedjets* para fijar el dique, hilo dental para retraer el dique hacia el margen gingival con un doble nudo corredizo o teflón para aislar los dientes adyacentes.

6. Retirada del dique y *clamp* de boca: una vez que habéis finalizado el procedimiento clínico se corta el dique situado entre los dientes con unas tijeras y se desaloja, junto al *clamp*, de la boca del paciente con cuidado.

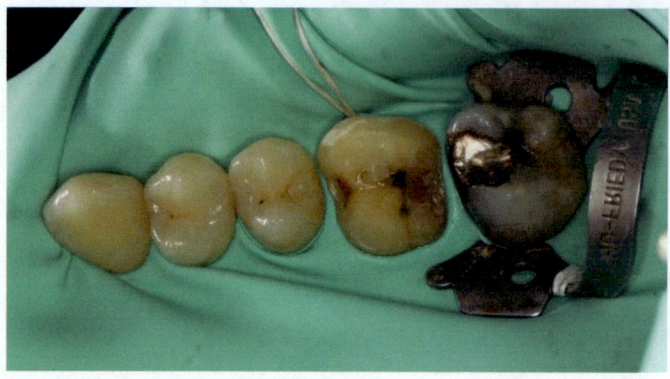

Figura 5: Ejemplo de aislamiento para el cementado de una incrustación libre de metal en 16.

6. ENDODONCIA

Autores

Ole Andresen Ribes

René Botello

Carla García Cuesta

Amparo Torres Gimeno

6.1 ENDODONCIA

La endodoncia es un procedimiento clínico destinado a preservar dientes con afectación pulpar irreversible o necrosis, manteniendo la funcionalidad y la salud del paciente. Su correcta ejecución requiere un diagnóstico preciso, un protocolo de trabajo estandarizado y un estricto control de la asepsia.

Todos aquellos dientes con caries y/o restauraciones grandes que puedan comprometer a la pulpa dental, deberán ser inspeccionados con detenimiento. Haremos una detallada anamnesis, haciendo especial hincapié en el tipo de dolor que presente el paciente.

El objetivo principal es lograr una adecuada desinfección del sistema de conductos radiculares, seguida de un sellado hermético que prevenga la reinfección. Para ello, los alumnos deberán aplicar los conocimientos adquiridos durante la carrera y adquirir destrezas prácticas bajo supervisión clínica.

En los casos que no refieran ningún tipo de sintomatología, pero en los que sospechemos un posible daño pulpar, debemos realizar una radiografía de aleta de mordida para determinar las características morfológicas de la cámara pulpar y también realizaremos una o dos radiografías periapicales que nos proporcionen información del número y disposición de los conductos radiculares.

Cuando haya dudas de la vitalidad del diente, haremos pruebas de vitalidad pulpar mediante pruebas de frio/calor o mediante el empleo de un vitalómetro. También realizaremos pruebas de percusión, palpación y sondaje. Una vez realizado el diagnóstico, presupuesto y consentimiento vamos a empezar a tratar el diente.

El diagnóstico deberá confirmarse siempre antes de iniciar el tratamiento, acompañado de presupuesto y consentimiento informado.

Material:

- Radiografía y paralelizadores.

- Anestesia.

- Fresas de apertura (Los tutores seleccionarán las más convenientes para cada caso).

- Dique de goma, grapas y perforador de dique para realizar el aislamiento absoluto del campo operatorio.

- Jeringa y agujas de irrigación endodóncica (con salida lateral).

- Irrigantes (hipoclorito de sodio al 5,25%, EDTA y suero fisiológico).

- Limas K manuales # 6,8,10 y 15 de 25 ó 31 mm de longitud.

- Localizador apical y arco labial.

- Limas rotatorias.

- Motor de endodoncia.

- Verificadores del sistema de obturación de endodoncia.

- Horno para los obturadores termoplásticos (ThermaPrep Plus®).

- Puntas de gutapercha y obturadores termoplásticos.

- Cemento de conductos.

- Puntas de papel.

- Material de reconstrucción provisional y/o definitivo.

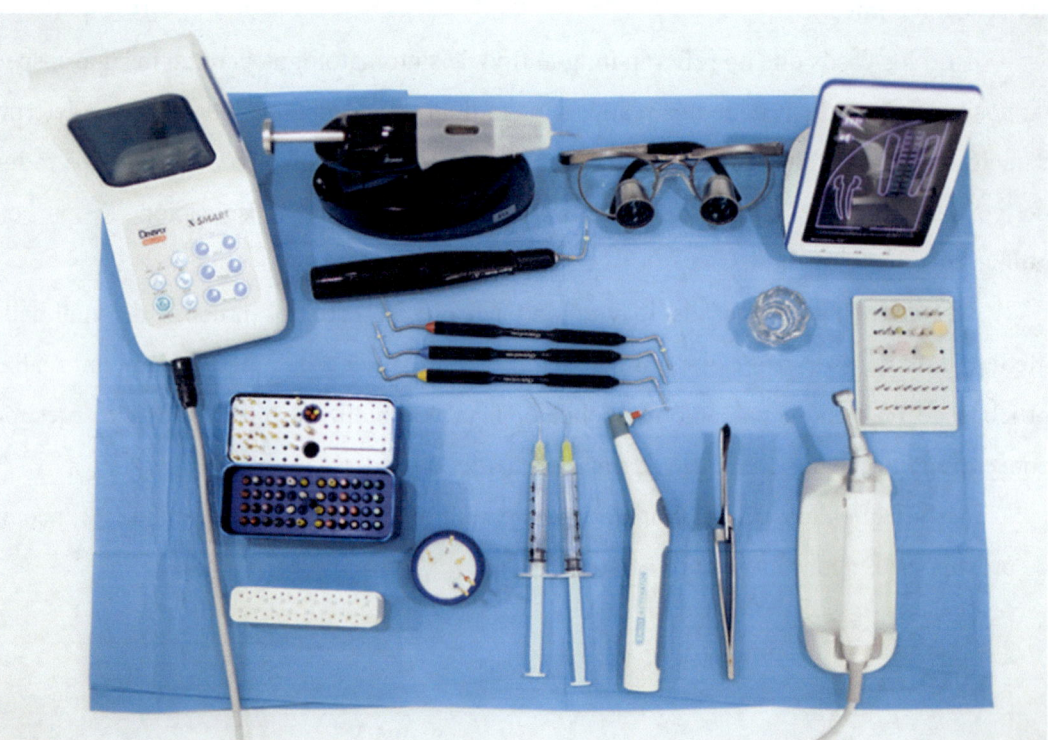

Figura 6: campo operatorio endodoncia.

Procedimiento clínico:

1. Realizaremos una anestesia troncular en la arcada inferior o infiltrativa en la superior y esperaremos el tiempo necesario para que el paciente tenga una sensación anestésica profunda.

2. Empezamos con la remoción de la caries, restauraciones antiguas y apertura cameral con una fresa de turbina piriforme de 3-4 mm de parte activa y nos ayudaremos para acabar de conformar la cavidad de una fresa Endo-Z®.La cavidad deberá ser "Tan grande como sea necesaria y tan pequeña como sea posible".

3. Tras realizar la apertura, introducimos una bola de teflón en la cámara pulpar y procedemos al aislamiento del diente con un *clamp* adecuado al diente a tratar, dique de goma y arco. Observamos el correcto aislamiento que impida el paso de saliva a través del dique de goma, con la ayuda de matriz y cuñas realizamos la reconstrucción pre-endodóncica de la/s pared/es con composite para conseguir un buen sellado del margen y un reservorio para albergar el irrigante.

4. Una vez realizada la reconstrucción pre-endodóncica, continuamos con la localización de los conductos y su permeabilización con limas manuales de calibre pequeño (06, 08, 10). Con ayuda del localizador y una lima manual del 15 calibraremos la longitud de trabajo y realizaremos una radiografía periapical de conductometría para comprobar dicha longitud.

5. Una vez tengamos establecida nuestra longitud de trabajo, vamos a empezar a trabajar el conducto con limas rotatorias siguiendo la secuencia de trabajo según el fabricante.

6. Irrigaremos con hipoclorito de sodio tras el uso de cada lima rotatoria e iremos comprobando siempre la permeabilización de la constricción apical del conducto con una lima k#8.

7. Una vez acabada la secuencia de trabajo rotatoria, y en función del sistema de obturación que hayamos elegido en cada caso, haremos una radiografía periapical que confirme el ajuste a la longitud de trabajo establecida previamente.

8. Comprobado este ajuste, se procede a la irrigación final utilizando hipoclorito de sodio + suero + EDTA + suero.

9. Secaremos el conducto con las puntas de papel correspondiente a nuestro sistema de instrumentación y obturación, aplicaremos el cemento sellador correspondiente y se procederá a la obturación del conducto.

10. La obturación del sistema de conductos se realizará con obturadores termoplásticos, tipo Thermafil® o Guttacore®, en la mayor parte de los supuestos clínicos. Si el tutor lo considera necesario, se podrán usar sistemas de onda continua o condensación lateral.

11. Tras completar la obturación y antes de retirar el material sobrante, realizamos una radiografía periapical para comprobar el correcto sellado apical y se realizará una obturación temporal con Cavit®, o en algunos casos, la reconstrucción final de composite.

Consideraciones adicionales:

- Seguridad: nunca irrigar sin aguja de salida lateral. Evitar sobreinstrumentación y sobreobturación.
- Errores frecuentes a evitar: perforaciones, escalones, pérdida de longitud de trabajo, obturación insuficiente.
- Criterios de éxito: ausencia de dolor postoperatorio, radiografía con obturación densa y hasta la longitud de trabajo, restauración coronal hermética.
- Seguimiento: control radiográfico a los 6 y 12 meses.

6.2 RECONSTRUCCIÓN DIENTES ENDODONCIADOS CON POSTES DE FIBRA

Tras la realización de la endodoncia se realizará la reconstrucción del diente tratado teniendo en cuenta una serie de consideraciones específicas. En la actualidad el uso de postes como parte del tratamiento restaurador de los dientes endodonciados ha caído en desuso. Solo en aquellos casos en los que la retención del material restaurador se vea altamente comprometida sobre la estructura dental remanente, estará recomendado su empleo. Este apartado se refiere casi exclusivamente a estos supuestos clínicos.

Consideraciones previas:
- Los postes no refuerzan al diente: únicamente aportan retención cuando no existe suficiente estructura coronal.
- La selección del tipo de restauración depende de:
  - o Cantidad y calidad de tejido dentario remanente.
  - o Localización del diente (anterior/posterior).
  - o Exigencias funcionales y estéticas.
  - o Tipo de restauración definitiva planificada (directa, incrustación, corona de recubrimiento total, endocoronas).

Opciones de restauración:
1. Reconstrucción directa con resina compuesta:
  - o Primera elección cuando existen ≥ 3 paredes coronarias estables.
  - o Conservadora, adhesiva y resolutiva en una sola sesión.

2. Restauraciones indirectas (inlays, onlays, overlays, endocoronas):
   o Indicadas en molares y premolares con pérdida de cúspides.
   o Las endocoronas son una alternativa actual y conservadora para molares desvitalizados, evitando el uso de postes.
3. Poste de fibra de vidrio + reconstrucción adhesiva:
   o Indicado únicamente en casos de gran destrucción coronal sin retención suficiente para el material restaurador.
   o Puede servir como base para una restauración indirecta o una corona total.
   o Su uso debe ser selectivo y siempre bajo supervisión clínica

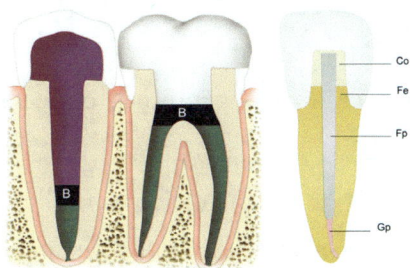

Figura 7: Representación esquemática de un diente uniradicular desvitalizado, reconstruido con una espiga-muñón colada y una corona de recubrimiento total, de un molar desvitalizado reconstruido con una endocorona y de un diente uniradicular desvitalizado reconstruido con un composite directo y un poste de fibra de vidrio.

Material:

- Radiografía y paralelizadores.
- Anestesia.
- Fresas.
- Dique de goma y grapas para realizar aislamiento absoluto.
- Matrices.
- Cuñas.
- Hilo de seda.
- Grabador ácido.
- Adhesivo.
- Composites.
- Fresas de Gates-Glidden®.
- Taladros conformadores (*Drills*).
- Postes de fibra de vidrio.
- Cemento resinoso.
- Papel de articular.

Procedimiento clínico:

1. Anestesia infiltrativa.
2. Remoción obturación provisional.
3. Eliminación de la gutapercha suficiente con Fresas de Gates-Glidden®, determinando su longitud con la colocación de un tope de goma, medido hasta 5 mm por debajo del reborde de la cresta ósea, para labrar el lecho donde irá cementado el poste siguiendo la secuencia (# 3,4,5 y 6). Debemos usar los taladros conformadores del espacio para cada sistema de postes con mucha precaución y bajo supervisión permanente del tutor.
4. Aislamiento absoluto.
5. Comprobamos con radiografía el lecho y el ajuste del poste de fibra de vidrio a las paredes del conducto.
6. Colocación de matriz y cuñas para permitir la correcta reconstrucción de las paredes del diente.
7. Ajuste de la longitud del poste, cortándolo perpendicularmente y fuera de la cavidad oral con un disco de carburo de tungsteno montado en una pieza de mano, dejándolo al menos 2 mm libre de oclusión.
8. Acondicionamiento previo del poste, según las recomendaciones de cada fabricante.
9. Cementado del poste y reconstrucción definitiva, como tal o como base para una incrustación y/o corona de recubrimiento total.
10. Retirar aislamiento absoluto, comprobar oclusión y pulido.

Conclusiones:

- El diente endodonciado no es necesariamente más frágil, sino que su resistencia depende del grado de pérdida de estructura previa, por caries, trauma u obturaciones.
- En la mayor parte de los casos, no se requiere del empleo de postes de fibra de vidrio: basta con una restauración adhesiva bien realizada.
- Los postes deben reservarse para situaciones con gran pérdida coronal.
- Restauraciones indirectas como onlays o endocoronas ofrecen hoy resultados predecibles y conservadores en dientes posteriores.
- Un buen sellado coronal y control oclusal son claves para el éxito a largo plazo.

7. RESTAURADORA Y ESTÉTICA.

Autores

Ana Cases Sánchez

Beatriz Pellicer Amat

Juan Luís Román Rodríguez

Con fines meramente didácticos se ha dividido el capítulo en tres apartados: Odontología Conservadora, Adhesión y Estratificación Estética.

7.1 ODONTOLOGÍA CONSERVADORA

Seguiremos la filosofía Caries Care International (CCI) que se basa en un ciclo dinámico de 4 'D's' centrado en el paciente y la preservación de la estructura dental.

1D: Determinar riesgo de caries.

Clasificaremos al paciente como de riesgo bajo o alto.

Factores considerados:

- Clínicos: lesiones activas, higiene deficiente, flujo salival bajo.

- Conductuales/sociales: dieta rica en azúcares, baja adherencia, nivel socioeconómico.

Importancia: define la frecuencia de controles y el tipo de prevención.

2D: Detectar y valorar lesiones.

Evaluación de caries:

- Severidad: inicial (ICDAS 1-2), moderada (3-4), severa (5-6).

- Estado de actividad: activa *vs.* inactiva.

Herramientas: inspección clínica + radiografías de aleta de mordida.

Tipos de caries evaluadas: coronal, radicular, asociada a restauraciones.

3D: Decidir plan de manejo personalizado.

Personalizado según:

- Nivel de riesgo del paciente.

- Severidad y actividad de las lesiones.

Opciones terapéuticas:

- No operatorio: control del biofilm, flúor, educación.

- Operatorio: restauraciones mínimamente invasivas.

Objetivo: conservar tejido dental y motivar al paciente.

4D: Desarrollar un plan

Implementación: aplicación clínica + refuerzo de hábitos en casa.

Frecuencia de controles:

- Riesgo bajo → revisión anual.

- Riesgo alto → cada 3-6 meses.

Seguimiento: monitorizar lesiones y reajustar el plan si es necesario.

7.2 ADHESIÓN

Se entiende por adhesión la unión de dos sustratos de diferente naturaleza química. En Odontología, para restaurar los dientes es necesario en la mayoría de las situaciones clínicas implementar procesos adhesivos. Estos variarán en función del tipo de sustrato, material a adherir, etc.

Se muestran a continuación unos protocolos generales, pudiendo ser variados previa consulta con su profesor. Determinadas situaciones clínicas pueden tratarse con adhesivos de dos frascos, los cuales presentan algunos pasos clínicos adicionales que deben consultarse en las instrucciones del fabricante.

Resumen de una secuencia óptima de adhesión:

1. Limpieza de la cavidad.
2. Detector de caries si fuera necesario.
3. Fresa turbina aro rojo pulido para repasar la cavidad, eliminar el detector de caries si lo hubiere y biselar el esmalte.
4. Aislamiento relativo/absoluto.
5. Tratamiento mecánico del diente.
6. Tratamiento químico del diente.
7. Polimerización del adhesivo.

Protocolos de adhesión.

Adhesión a esmalte:

1. Limpieza del diente y biselado con una fresa de aro rojo.
2. Grabado con ácido ortofosfórico 37 % durante 30 segundos.

3. Lavado profuso y secado suave.

4. Aplicación del adhesivo universal, frotado suave (vea las instrucciones del fabricante).

5. Soplar y aspirar los restos del adhesivo.

6. Polimerizar 10 segundos.

Adhesión a dentina superficial o media:

1. Limpieza del diente y biselado con una fresa de aro rojo.

2. Grabado con ácido ortofosfórico 37 % 30 segundos el esmalte periférico y 15 segundos la dentina (grabado secuencial) o 15 segundos esmalte y dentina (grabado conjunto).

3. Lavado y secado.

4. Aplicación del adhesivo universal, frotado suave (vea las instrucciones del fabricante).

5. Soplar y aspirar los restos del adhesivo.

6. Polimerizar 10 segundos.

Adhesión a dentina profunda:

1. Limpieza del diente y biselado con una fresa de aro rojo.

2. Grabado con ácido ortofosfórico 37 % 5 segundos el esmalte periférico.

3. Lavado y secado.

4. Aplicación del adhesivo universal, frotado suave (vea las instrucciones del fabricante).

5. Soplar y aspirar los restos del adhesivo.

6. Polimerizar 10 segundos.

7.3 ESTRATIFICACIÓN ESTÉTICA

Reconstrucción con composite en sector posterior.

Material:

- Ácido ortofosfórico 37 %.
- Adhesivo universal.
- Aislamiento: dique de goma, *clamps*, portaclamps, seda, teflón…
- Matrices (parciales sistema Palodent®, Automatrix®) y cuñas.
- Instrumental manual: espátulas, condensador bola, bruñidor anatómico.
- Fresas de turbina de aro verde, rojo y amarillo.
- Mandril.
- Discos Soflex®.
- Gomas de contraángulo de pulido .
- Cepillo de pelo de cabra y pasta de pulir.

Procedimiento clínico:

1. Anestesia local si es necesaria.

2. Aislamiento absoluto siempre que sea posible.

3. Limpieza de la caries: recuerde que, si utiliza detector de caries para eliminar la última parte del tejido dental afectado, después debe asegurarse de su total retirada. Para esto, se utilizará una fresa de grano rojo y deberá verificarse visualmente que no permanece en el diente ningún resto del colorante.

4. Adaptación de la matriz y la cuña si son necesarias: En aquellas lesiones que requieran su utilización, es preferible el uso de matrices del sistema Palodent® o similar para reconstruir los puntos de contacto, pues se suele obtener un mejor resultado. En su defecto, puede recurrir al uso de una matriz tipo Automatrix®, previa consulta con su profesor.

5. Colocación del anillo del sistema Palodent® (si se ha colocado una matriz parcial).

6. Grabado con ácido ortofosfórico 37 %

7. Lavado profuso.

8. Secado sin desecar.

9. Aplicación del adhesivo universal, frotado, soplado, aspiración del mismo y polimerización 10 segundos.

10. Aplicación del composite:
    - Si la cavidad abarca interproximal, las primeras capas deberán ser aplicadas en esta zona para reconstruir el punto de contacto. Si dispone del mismo, es recomendable el uso de composite de esmalte para esta zona. Polimerice durante 20 segundos el composite.
    - A continuación, deberá aplicar las capas de dentina, nunca superando los dos milímetros de espesor. Polimerice durante 20 segundos el composite.
    - Si dispone de composite de esmalte, este deberá ser aplicado en la última capa oclusal. Polimerice durante 20 segundos el composite.

11. Retirada de las matrices si las hubiera y del aislamiento.

12. Chequeo de la oclusión con papel articular grueso y fino. La restauración nunca debe alterar la oclusión del paciente ni su dimensión vertical. Para ello utilizará fresas de turbina de granulometría decreciente (verde, rojo, amarillo).

13. Pulido de las superficies interproximales con fresas, discos, y gomas. Chequeo del punto de contacto con seda dental.

14. Pulido de la superficie oclusal con discos, gomas, cepillo de pelo de cabra y pasta de pulir.

Estratificación estética con composite en sector anterior.

Material:

- Ácido ortofosfórico 37 %.
- Adhesivo universal.
- Aislamiento: dique de goma, *clamps*, portaclamps, seda, teflón…
- Matrices (parciales sistema Palodent, tira de acetato) y cuñas.
- Instrumental manual: espátulas, pincel de silicona.
- Fresas de turbina de aro verde y rojo o amarillo.
- Mandril.
- Discos Soflex®.
- Gomas de contraángulo de pulido.
- Cepillo de pelo de cabra y pasta de pulir.

Procedimiento/pasos/sesiones clínicas:

1. Anestesia local si es necesaria.
2. Aislamiento absoluto siempre que sea posible.
3. Limpieza de la caries: Recuerde que, si utiliza detector de caries para eliminar la última parte del tejido dental afectado, después debe asegurarse de su total retirada. Para esto, se utilizará una fresa de grano rojo y deberá verificarse visualmente que no permanece en el diente ningún resto del colorante.
4. Grabado con ácido ortofosfórico 37 %.
5. Lavado profuso.
6. Secado sin desecar.
7. Aplicación del adhesivo universal, frotado, soplado, aspiración del mismo y polimerización 10 segundos.
8. Aplicación del composite:
   - Si ha realizado un encerado previo y dispone de una llave de silicona palatina, aplique una primera y fina capa de composite palatino emulando el espesor del esmalte. Si dispone un composite de esmalte microhíbrido, utilícelo y polimerice finalmente durante 20 segundos.
   - Si la cavidad abarca interproximal, coloque una matriz parcial en sentido vertical o un trozo de matriz de acetato fijada con una cuña. Si dispone de un composite de esmalte microhíbrido, utilícelo y polimerice finalmente durante 20 segundos.
   - A continuación, deberá aplicar las capas de dentina, nunca superando los dos milímetros de espesor. Adelgace la capa conforme se acerque al borde incisal,

configurando los mamelones dentinarios si fuera posible y deseable. No recubra con composite de dentina el borde incisal. Polimerice durante 20 segundos el composite.

- o Si dispone de composite de esmalte, este deberá ser aplicado en la última capa. Cubra toda la restauración, incluyendo el borde incisal. Polimerice durante 20 segundos el composite.

9. Retirada de las matrices si las hubiera y del aislamiento.

10. Chequeo de la oclusión con papel articular grueso y fino. La restauración nunca debe alterar la oclusión del paciente ni su dimensión vertical. Para ello utilizará fresas de turbina de granulometría decreciente (verde, rojo, amarillo).

11. Pulido de las superficies interproximales con fresas, discos, y gomas. Chequeo del punto de contacto con seda dental.

12. Pulido de la superficie palatina y vestibular con discos, gomas, cepillo de pelo de cabra y pasta de pulir.

8. PRÓTESIS FIJA

Autores

Arnau Alzina Cendra

Mar Baixauli López

Ana Ortolá Ortolá

Aitana Rico Coderch

Antes de llevar a cabo cualquier tipo de procedimiento descrito a continuación, es imprescindible que se haya hecho un diagnóstico, estudio, montaje y planificación del caso.

8.1 CONFECCIÓN DE CORONAS Y PUENTES (CERAMOMETÁLICAS, CIRCONA MONOLÍTICA Y DISILICATO DE LITIO)

1ª sesión clínica – tallado y toma de impresiones.

Material:

- Anestesia: jeringa, carpules y aguja.
- Kit básico de exploración: sonda de exploración, espejo *front surface*, pinzas, sonda periodontal.
- Pinzas de papel articular.
- Papel articular: Arthus (8 μm) y azul/rojo (40 μm)
- Silicona tipo masilla (*putty*) para hacer la impresión previa al tallado, y siliconas regular y *body* para realizar la *wash-technique*.
- Cubetas de impresión.
- Resina bis-acrílica (tipo Structure® o Acrytemp®).
- Cemento provisional (Temp Bond®).
- Fresas específicas para cada tipo de tallado (aro verde, aro rojo para pulido).
- Hilo de retracción (opcional).
- Alginato (antagonista).
- Cera tipo Moyco® o similar, o silicona de mordida.

Procedimiento clínico:

1. Anestesia.
2. Impresión parcial de alginato previa al tallado (para confección del provisional).
3. Tallado.
4. Registro de la oclusión del diente o dientes tallados (en máxima intercuspidación).

5. Impresiones definitivas superior y/o inferior (*wash-technique*) + impresión de antagonista (alginato).

6. Confección del provisional con la llave previamente tomada.

7. Cementado del provisional con cemento provisional (Temp Bond®).

8. Ajuste de la oclusión con papel de articular.

Nota laboratorio: Prueba de metal o prueba de plástico.

2ª sesión clínica – prueba de metal (restauraciones ceramometálicas) o prueba de plástico (material monolítico).

Material:

- Anestesia: jeringa, carpules y aguja.
- Kit básico de exploración: sonda de exploración, espejo *front surface*, pinzas, sonda periodontal.
- Pinzas de papel articular.
- Papel articular: Arthus (8 µm) y azul/rojo (40 µm).
- Cubetas de impresión.
- Resina bis-acrílica (tipo Structure® o Acrytemp®).
- Levanta-puentes/ levanta-coronas.
- Fresa balón de rugby aro rojo (en caso de prueba de plástico).
- Cemento provisional (Temp Bond®).
- Cera tipo Moyco® o similar, o silicona de mordida.
- Guía Vita®.

Procedimiento clínico:

1. Inspección de la prueba y valoración del trabajo en los modelos.

2. Retirada de provisional con levanta-puentes o levanta-coronas.

3. Comprobación en boca del ajuste, oclusión, puntos de contacto, troneras, pónticos, estética.

4. Según material definitivo:

    a. Ceramometálicas: comprobar ajuste y tomar mordida de cera sobre la prueba de metal.

    b. Circona monolítica: comprobar ajuste y oclusión.

5. Elección del color (guía Vita®). Fotos de color, muñón y dientes adyacentes.

6. Volver a realizar el provisional con la llave o con composite directo o cementar provisional anterior.

Nota laboratorio: Terminado en caso de corona de circona monolítica. Prueba de bizcocho en caso de corona o puente ceramometálico.

3ª sesión clínica (restauraciones ceramometálicas) – prueba de bizcocho.

Material:

- Anestesia: jeringa, carpules y aguja.
- Kit básico de exploración: sonda de exploración, espejo *front surface*, pinzas, sonda periodontal.
- Pinzas de papel articular.
- Papel articular: Arthus (8 μm) y azul/rojo (40 μm).
- Cubetas de impresión.
- Resina bis-acrílica (tipo Structure® o Acrytemp®).
- Levanta-puentes/ levanta-coronas.
- Fresa balón de rugby aro rojo.
- Cemento provisional (Temp Bond®).

Procedimiento clínico:

1. Inspección de la prueba y valoración del trabajo en los modelos.
2. Retirada de provisional con levanta-puentes o levanta-coronas.
3. Comprobación en boca del ajuste, oclusión, puntos de contacto, troneras, pónticos, estética.
4. Volver a realizar el provisional con la llave o con composite directo o cementar provisional anterior.

Nota laboratorio: terminado de la corona/puente ceramometálica.

3ª sesión clínica (restauraciones monolíticas) - cementado

Material:

- Anestesia: jeringa, carpules y aguja.
- Kit básico de exploración: sonda de exploración, espejo *front surface*, pinzas, sonda periodontal.
- Pinzas de papel articular.
- Papel articular: Arthus (8 μm) y azul/rojo (40 μm).
- Levanta-puentes/ levanta-coronas.
- Fresa balón de rugby aro rojo.
- Fresas de pulido (gomas).
- Cemento de resina (dual o fotopolimerizable, según el tipo de restauración).

- Material de preparación de la restauración y del diente (ácido ortofosfórico, ácido fluorhídrico 4,9 % o al 9 %, silano, adhesivo, arenadora).
- Lámpara de polimerizar.

Procedimiento clínico:

1. Comprobación del trabajo en el modelo.
2. Retirada de provisional con levanta-puentes o levanta-coronas.
3. Comprobación en boca de todos los parámetros.
4. Cementado definitivo.
5. Instrucciones de higiene (Superfloss®, seda) y planificación de revisiones.

4ª sesión clínica (coronas/puentes ceramometálicos) – cementado.

Material:

- Anestesia: jeringa, carpules y aguja.
- Kit básico de exploración: sonda de exploración, espejo *front surface*, pinzas, sonda periodontal.
- Pinzas de papel articular.
- Papel articular: Arthus (8 µm) y azul/rojo (40 µm).
- Levanta-puentes/ levanta-coronas.
- Fresa balón de rugby aro rojo.
- Fresas de pulido (gomas).
- Cemento de resina (dual o autopolimerizable, según el tipo de restauración).
- Material de preparación de la restauración y del diente (ácido ortofosfórico, ácido fluorhídrico 4,9 % o al 9 %, silano, adhesivo, arenadora).
- Lámpara de polimerizar.

Procedimiento clínico:

1. Comprobación del trabajo en el modelo.
2. Retirada de provisional con levanta-puentes o levanta-coronas.
3. Comprobación en boca de todos los parámetros.
4. Cementado definitivo.
5. Instrucciones de higiene (Superfloss®, seda) y planificación de revisiones.

8.2 CONFECCIÓN DE INCRUSTACIONES (CERÁMICAS O MATERIALES HÍBRIDOS)

1ª sesión clínica – tallado y toma de impresiones.

Material:

- Anestesia: jeringa, carpules y aguja.
- Kit básico de exploración: sonda de exploración, espejo *front surface,* pinzas, sonda periodontal.
- Pinzas de papel articular.
- Papel articular: Arthus (8 µm) y azul/rojo (40 µm).
- Silicona tipo masilla (*putty*) para hacer la impresión previa al tallado, y siliconas regular y *body* para realizar la *wash-technique*.
- Cubetas de impresión.
- Resina bis-acrílica (tipo Structure® o Acrytemp®) /Telio®.
- Cemento provisional (Temp Bond)®.
- Fresas específicas para cada tipo de tallado (aro verde, aro rojo para pulido).
- Hilo de retracción (opcional).
- Alginato (antagonista).
- Cera tipo Moyco® o similar, o silicona de mordida.
- Guía Vita®.

Procedimiento clínico:

1. Anestesia.
2. Impresión parcial de silicona previa al tallado (para confección del provisional) (opcional)
3. Tallado.
4. Registro de la oclusión del diente o dientes tallados (en máxima intercuspidación).
5. Impresiones definitivas superior y/o inferior (*wash-technique*) + impresión de antagonista (alginato).
6. Elección del color (guía Vita®). Fotos de color, muñón y dientes adyacentes.
7. Confección del provisional con la llave previa y cementado con cemento provisional. (o provisional directo con Telio®)
8. Ajuste de la oclusión con papel de articular.

Nota laboratorio: Incrustación terminada.

2ª sesión clínica – cementado.

Material:

- Anestesia: jeringa, carpules y aguja.
- Kit básico de exploración: sonda de exploración, espejo *front surface*, pinzas, sonda periodontal.
- Pinzas de papel articular.
- Papel articular: Arthus (8 µm) y azul/rojo (40 µm).
- Levanta-puentes/ levanta-coronas.
- Fresa balón de rugby aro rojo.
- Fresas de pulido (gomas).
- Cemento de resina (dual o fotopolimerizable, según el tipo de restauración).
- Material de preparación de la restauración (según material de la incrustación) y del diente (ácido ortofosfórico, ácido fluorhídrico 4,9 % o al 9%, silano, adhesivo, arenadora).
- Lámpara de polimerizar.

Procedimiento clínico:

1. Inspección del definitivo y valoración del trabajo en los modelos.
2. Retirada del provisional.
3. Comprobación en boca del ajuste, oclusión, puntos de contacto, troneras, pónticos, estética.
4. Cementado definitivo.
5. Instrucciones de higiene (Superfloss®, seda) y planificación de revisiones.

8.3 CONFECCIÓN DE FRENTES LAMINADOS (CARILLAS DE CERÁMICAS)

1ª sesión clínica – tallado y toma de impresiones.

Material:

- Anestesia: jeringa, carpules y aguja.
- Kit básico de exploración: sonda de exploración, espejo *front surface*, pinzas, sonda periodontal.
- Pinzas de papel articular.
- Papel articular: Arthus (8 µm) y azul/rojo (40 µm).

- Silicona tipo masilla (*putty*) para hacer la impresión previa al tallado, y siliconas regular y *body* para realizar la *wash-technique*.
- Cubetas de impresión.
- Resina bis-acrílica (tipo Structure® o Acrytemp®)/ composite.
- Cemento provisional (Temp Bond®) (opcional).
- Fresas específicas para cada tipo de tallado (aro verde, aro rojo para pulido).
- Hilo de retracción (opcional).
- Alginato (antagonista).
- Cera tipo Moyco® o similar, o silicona de mordida.

Procedimiento clínico:

1. Anestesia.
2. Impresión parcial de silicona previa al tallado (para confección del provisional).
3. Tallado.
4. Mordida de cera sobre el diente o dientes tallados (en máxima intercuspidación).
5. Impresiones definitivas superior y/o inferior (*wash-technique*) + impresión de antagonista (alginato).
6. Confección del provisional con la llave previa (o provisional directo con composite sin adherir).
7. Ajuste de la oclusión con papel de articular.

Nota laboratorio: Prueba de plástico.

2ª sesión clínica – prueba de plástico.

Material:

- Anestesia: jeringa, carpules y aguja.
- Kit básico de exploración: sonda de exploración, espejo *front surface*, pinzas, sonda periodontal.
- Pinzas de papel articular.
- Papel articular: arthus (8 μm) y azul/rojo (40 μm)
- Cubetas de impresión.
- Resina bis-acrílica (tipo Structure® o Acrytemp®)/ composite.
- Levanta-puentes/ levanta-coronas
- Fresa balón de rugby aro rojo, lanza, discos de pulido.
- Cemento provisional (Temp Bond®) (opcional).
- Cera tipo Moyco® o similar, o silicona de mordida.
- Guía Vita®.

Procedimiento clínico:

1. Inspección de la prueba y valoración del trabajo en los modelos.
2. Retirada del provisional.
3. Comprobación en boca del ajuste, oclusión, puntos de contacto, troneras, estética.
4. Elección del color (guía Vita®). Fotos de color, muñón y dientes adyacentes.
5. Volver a realizar el provisional con la llave hecha en la primera sesión, o con composite directo.

Nota laboratorio: Solicitar terminado de las carillas de cerámica.

3ª sesión clínica – cementado.

Material:

- Anestesia: jeringa, carpules y aguja.
- Kit básico de exploración: sonda de exploración, espejo *front surface*, pinzas, sonda periodontal.
- Pinzas de papel articular.
- Papel articular: Arthus (8 µm) y azul/rojo (40 µm).
- Levanta-puentes/ levanta-coronas.
- Fresa balón de rugby aro rojo, lanza, discos de pulido.
- Fresas de pulido (gomas).
- Cemento de resina (dual o fotopolimerizable, según el tipo de restauración).
- Material de preparación de la restauración (según material del frente laminado) y del diente (ácido ortofosfórico, ácido fluorhídrico 4,9 % o al 9 %, silano, adhesivo, arenadora).
- Lámpara de polimerizar.

Procedimiento clínico:

1. Inspección del definitivo y valoración del trabajo en los modelos.
2. Retirar el provisional.
3. Comprobación en boca del ajuste, oclusión, puntos de contacto, troneras, pónticos, estética.
4. Cementado definitivo.
5. Instrucciones de higiene (Superfloss®, seda) y planificación de revisiones.

Tratamiento de la restauración			Tratamiento del diente
Circona / Ceramometálica	Cerámicas de silicatos / Cerámica infiltrada con resina	Composites / Lava Ultimate / Cerasmart	
1. Circona: Lavar con alcohol tras comprobar el ajuste.	1.Grabado con ácido fluorhídrico. - Feldespática HF 9.5 % 2 min. - DSL HF 4.9 % 20 seg. - Cerámica infiltrada con resina HF 4.9% 20 seg. (*) Lavar después con agua y secar.	1. Arenado con oxido de aluminio. (*) Lavar después con agua y secar.	1. Arenado de la superficie con óxido de aluminio (Si hay presencia de composite o adhesivo). (*) Lavar después con agua y secar.
2. Cemento autopolimerizable / cemento dual.	2.Grabado con ácido ortofosfórico 37 % 30 seg. (*) Lavar después con agua y secar.	2. Grabado con ácido ortofosfórico 37 % 60 seg. (*) Lavar después con agua y secar.	2. Grabado con ácido ortofosfórico al 37 %. - Esmalte 30 seg. - Dentina 15 seg. (*) Lavar después con agua y secar.
	3.Silano 60 seg. Dejar evaporar.	3.Silano 60 seg. Dejar evaporar.	2. Aplicar adhesivo y polimerizar.
	4.Adhesivo sin polimerizar.	4. Adhesivo sin polimerizar.	
	5. Cemento de resina dual.	5. Cemento de resina dual.	

Tabla 3. Preparación de las superficies. HF: ácido fluorhídrico. DSL: disilicato de litio.

9. PRÓTESIS REMOVIBLE

Autores

José Luís Bustos Salvador

José Félix Mañes Ferrer

Lucía Peñarrubia Martínez

9.1 PRÓTESIS TOTAL REMOVIBLE SUPERIOR E INFERIOR.

1ª sesión clínica – impresiones de alginato

Material:

- Cubetas estándar de desdentados.
- Dosificadores, taza y espátula de alginato.

Procedimiento clínico:

1. Elegimos el tamaño de las cubetas adecuadas a la cavidad oral del paciente.
2. Realizamos impresión de alginato superior e inferior funcionalizada.

Nota de laboratorio: 2 planchas bases superiores y 1 inferior con rodetes de cera.

2ª sesión clínica – relaciones intermaxilares

Material:

- Agua caliente.
- Mechero.
- Cuchillo de cera.
- Espátula de pintor.
- Plano de Fox.
- Cera climas cálidos.
- Rotulador indeleble de punta fina.
- Pie de rey.
- Guía de color.
- Arco facial.

Procedimiento clínico:

1. Probamos el ajuste de las planchas base en boca.
2. Tomamos arco facial superior con una de las planchas base superiores fijada a la horquilla con cera. Anotamos la distancia intercondilar.

3. Con la segunda plancha base, orientamos el plano oclusal usando el plano de Fox (paralelo al plano de Camper y a la línea bipupilar) y determinamos la exposición del incisivo central superior con el labio en reposo.

4. Registramos la relación intermaxilar con la segunda plancha base superior y la inferior: marcamos puntos en maxilar y mandíbula con el rotulador y medimos la dimensión vertical en reposo (DVR) para determinar la dimensión vertical en oclusión (DVO).

5. Con la relación intermaxilar colocada en boca dibujamos la línea media, de sonrisa y de caninos.

6. Elegimos el color utilizando una guía de dientes de resina.

Nota de laboratorio: montaje de los modelos en articulador (también lo podemos hacer en clínica) y montaje de dientes en prueba. Recordad enviar: pletinas, articulador, arco facial, relación intermaxilar, modelos y anotar el color y guía utilizada.

3ª sesión clínica – prueba de dientes

Material:

- Papel de articular 200 μm.
- Pinza Miller.
- Polisulfuro y su adhesivo.
- Pieza de mano y fresa.
- Rotulador indeleble.
- Pie de rey.
- Espejo de mano.
- Cera godiva.
- Mechero (de alcohol o soplete).

Procedimiento clínico:

1. Recibimos del laboratorio las planchas base con los dientes de tablilla montados en cera. Hay que revisar estética y función.

2. Los parámetros estéticos a tener en cuenta son: forma y color de los dientes, posición de la línea media, exposición del incisivo central superior y cantidad de diente expuesto al sonreír.

3. En cuanto a la función revisamos los contactos oclusales estáticos y dinámicos (volviendo a comprobar si es correcta la DVO) y realizamos pruebas fonéticas.

4. Una vez validada por nosotros la prueba de dientes, la mostramos al paciente con un espejo de mano.

5. Para terminar, realizamos el sellado periférico calentando la cera godiva y funcionalizando en boca para tomar a continuación la impresión definitiva con polisulfuro a boca cerrada.

Nota de laboratorio: pedimos terminado de la prótesis total removible superior e inferior.

4ª sesión clínica - entrega

Material:

- Papel de articular 200 μm.
- Pinza Miller.
- Pieza de mano.
- Fresas de carburo de tungsteno y para pulido de resina.

Procedimiento clínico:

1. Comprobamos oclusión con papel de articular y ajustamos con pieza de mano.
2. Damos al paciente instrucciones de uso e higiene.

5ª sesión clínica - revisión

- Papel de articular 200 μm.
- Pinza Miller.
- Pieza de mano.
- Fresa de carburo de tungsteno.
- Lápiz tinta.

Procedimiento clínico:

1. Preguntamos al paciente por molestias y sus rutinas de higiene. Volvemos a chequear oclusión y revisamos los rebordes para detectar úlceras de decúbito.
2. En caso de aparecer úlceras las marcamos con lápiz tinta para transferir la marca a la base de la prótesis y poder retocarla.
3. Programamos la siguiente revisión.

9.2 PRÓTESIS PARCIAL REMOVIBLE DE RESINA CON O SIN REFERENTES OCLUSALES.

1ª sesión clínica – impresiones alginato

Material

- Cubetas estándar dentados.
- Dosificadores, taza y espátula de alginato.

Procedimiento clínico:

1. Impresión de alginato superior e inferior con cubeta estándar.

Nota de laboratorio: Confeccionar plancha base con rodete de cera. Si la prótesis es superior, pediremos 1 plancha base superior y si es inferior, 1 plancha base inferior. Y si son dos prótesis, una superior y otra inferior.

2ª sesión clínica – relaciones intermaxilares

Material:

- Agua caliente.
- Mechero.
- Cuchillo de cera.
- Pieza de mano y fresas de carburo de tungsteno.

Procedimiento clínico:

1. Comprobamos el ajuste de la plancha base en boca. Si molesta en alguna zona del reborde edéntulo, retocamos con pieza de mano.
2. Tomamos relaciones intermaxilares en máxima intercuspidación.
3. Seleccionamos el color con la guía de dientes de resina.

Nota de laboratorio: montaje de dientes en prueba. Recordar mandar modelos y su relación intermaxilar y anotar el color y su guía correspondiente.

3ª sesión clínica – prueba de dientes

Material:

- Papel de articular 200 μm y de 8 μm (Arthus).
- Pinza Miller.
- Fresas de carburo de tungsteno.
- Pieza de mano.
- Polisulfuro y su adhesivo.

- Cubeta estándar dentados.
- Dosificadores, taza y espátula de alginato.

Procedimiento clínico:

1. Antes de colocarla en boca, detectamos un par de contactos oclusales donde el papel de 8 µm quede atrapado. Después, colocamos la prueba de dientes y volvemos a buscar esos contactos, para comprobar si la prueba de dientes está interfiriendo en la oclusión del paciente. Si hay alguna interferencia, chequearemos con el papel de 200 µm para detectarla y corregirla con la fresa de la pieza de mano.

2. Si la prueba de dientes no interfiere en la oclusión de los dientes naturales del paciente, hacemos que el paciente ocluya repetidas veces colocando papel de 200 µm de forma bilateral y comprobando que los contactos oclusales están repartidos.

3. Comprobamos también movimientos excéntricos y la estética dental en cuanto a forma, tamaño y color.

4. A continuación, seleccionamos el tamaño de la cubeta con la prueba de dientes colocada en boca. Tomamos la impresión definitiva a boca cerrada, con polisulfuro en la base de la prueba de dientes. Una vez fraguado, realizamos el arrastre con alginato y cubeta estándar de dentados.

Nota de laboratorio: terminado de la prótesis parcial removible de resina.

4ª sesión clínica - entrega
Material:
- Alicates tipo Angle.
- Papel de articular 200 µm y de 8 µm (Arthus).
- Pinza Miller.
- Fresas de carburo de tungsteno y para pulido de resina y pieza de mano.

Procedimiento clínico:

1. Volvemos a comprobar la oclusión como en la sesión anterior.

2. Revisamos la base de la prótesis por si hubiera alguna zona de molestia en el reborde edéntulo. Ajustamos los ganchos con alicates.

3. Explicamos al paciente cómo ponerla y quitarla y comprobamos que sabe realizarlo solo. También damos instrucciones de higiene y mantenimiento (revisiones periódicas).

5ª sesión clínica - revisión

Material:

- Papel articular 200 μm y de 8 μm (Arthus).
- Alicates.
- Lápiz tinta.
- Fresa.
- Pieza de mano.

Procedimiento clínico:

1. Revisión. Chequeamos oclusión para comprobar que sigue estable. Inspeccionamos el reborde edéntulo por si hubiera alguna úlcera de decúbito. En caso de haber alguna, la marcamos con lápiz tinta y colocamos la prótesis para que se transfiera a la base y retocar la zona de roce.
2. Repasamos con el paciente los hábitos de higiene y programamos la siguiente revisión.

9.3 PRÓTESIS PARCIAL TIPO ESQUELÉTICO CON O SIN REFERENTES OCLUSALES.

NOTA INICIAL IMPORTANTE: La diferencia entre tener o no tener referentes oclusales estriba en que en el paciente sin referentes es que necesitamos confeccionar planchas base a partir de unas impresiones preliminares de alginato para poder montar el caso en el articulador. En los pacientes que tienen referentes oclusales el caso se puede montar en el articulador con unos registros de mordida con ceras.

1ª sesión clínica – impresiones alginato

Material:

- Cubetas estándar de dentados y dosificadores.
- Taza y espátula de alginato.
- Agua caliente.
- Cera tipo Moyco®.
- Arco facial.
- Articulador.

Procedimiento clínico:

1. Impresiones de alginato superior e inferior con cubeta estándar. Toma de arco facial y de relación intermaxilar en máxima intercuspidación con dos mordidas de cera o silicona de mordida. **VER NOTA IMPORTANTE**

2. Realizamos montaje de los modelos en articulador, realizamos en papel un diseño tentativo y paralelizamos el modelo de la/s arcada/s que llevarán la prótesis para confirmar el diseño.

Nota de laboratorio: confección de cubeta individual.

2ª sesión clínica – tallado e impresión definitiva

Material:

- Fresas de diamante.
- Turbina.
- Polisulfuro o poliéter con su correspondiente adhesivo.
- Barniz de flúor.

Procedimiento clínico:

1. Tallado de los lechos oclusales y los planos guía que decidimos al hacer el estudio. Tomamos la impresión definitiva con polisulfuro o poliéter y la cubeta individual. Aplicamos barniz de flúor en las zonas talladas.

Nota de laboratorio: prueba de metal con rodetes de cera. Es importante explicar detalladamente el diseño en la nota.

3ª sesión clínica – prueba de metal

Material:

- Agua caliente.
- Papel articular
- Pieza de mano y fresas.
- Espátula de cera

Procedimiento clínico:

1. Comprobamos que la estructura metálica es estable y asienta correctamente sobre los lechos. Comprobamos que el paciente **mantiene su máxima intercuspidación** con el metal puesto en la boca (en algunos casos puede ser necesario quitar los rodetes de cera para verificar que el metal no genera interferencia oclusal).

2. Calentamos los rodetes de cera y tomamos una relación intermaxilar en máxima intercuspidación. (Si se hubieran quitado los rodetes, obviamente, hay que reposicionarlos).

3. Seleccionamos el color con la guía de dientes de resina.

Nota al laboratorio: montaje de dientes en prueba en un articulador tres puntas o charnela. Es importante indicar la guía de color que hemos utilizado.

4ª sesión clínica – prueba de dientes

Material:

- Papel de articular de 200 µm y de 8 µm (Arthus).
- Pieza de mano y fresa de carburo de tungsteno.

Procedimiento clínico:

1. Antes de colocarla en boca, detectamos un par de contactos oclusales donde el papel de 8 µm quede atrapado. Después, colocamos la prueba de dientes y volvemos a buscar esos contactos, para comprobar si la prueba de dientes está interfiriendo en la oclusión del paciente. Si hay alguna interferencia, chequearemos con el papel de 200 µm para detectarla y corregirla con la fresa de la pieza de mano.

2. Si la prueba de dientes no interfiere en la oclusión de los dientes naturales del paciente, hacemos que el paciente ocluya repetidas veces colocando papel de 200 µm de forma bilateral y comprobando que los contactos oclusales están repartidos.

3. Comprobamos también movimientos excéntricos y la estética dental en cuanto a forma, tamaño y color.

Nota al laboratorio: mandamos terminar la o las prótesis.

5ª sesión clínica - entrega

Material:

- Papel de articular de 200 µm y de 8 µm (Arthus).
- Pieza de mano.
- Fresa de carburo de tungsteno y de pulido de resina.
- Alicates.

Procedimiento clínico:

1. Volvemos a comprobar la oclusión como en la sesión anterior.

2. Revisamos la base de la prótesis por si hubiera alguna zona de molestia en el reborde edéntulo. Ajustamos los ganchos con alicates.

3. Explicamos al paciente cómo ponerla y quitarla y comprobamos que sabe realizarlo solo.

4. Damos instrucciones de higiene y de mantenimiento.

6ª sesión clínica - revisión

Material:

- Papel articular 200 μm y de 8 μm (Arthus).
- Alicates.
- Lápiz tinta.
- Fresa de carburo de tungsteno y de pulido de resina.
- Pieza de mano.

Procedimiento clínico:

1. Chequeamos oclusión para comprobar que sigue estable. Inspeccionamos el reborde edéntulo por si hubiera alguna úlcera de decúbito. En caso de haber alguna, la marcamos con lápiz tinta y colocamos la prótesis para que se transfiera a la base y retocar la zona de roce.

2. Si la retención de los ganchos no es adecuada, la ajustamos con alicates.

3. Repasamos con el paciente los hábitos de higiene y programamos la siguiente revisión.

9.4 GANCHO RETENEDOR DE PRÓTESIS REMOVIBLE TIPO ESQUELÉTICO SOBRE DIENTE PILAR CON CORONA CERAMO-METÁLICA CON O SIN REFERENTES OCLUSALES.

NOTA INICIAL IMPORTANTE: La diferencia entre tener o no tener referentes oclusales estriba en que en el paciente sin referentes es que necesitamos confeccionar planchas base a partir de unas impresiones preliminares de alginato para poder montar el caso en el articulador. En los pacientes que tienen referentes oclusales el caso se puede montar en el articulador con unos registros de mordida con ceras.

1ª sesión clínica – impresiones de alginato

Material:

- Cubetas estándar de dentados.
- Dosificadores, taza y espátula de alginato.
- Arco facial.

- Cera Moyco®.
- Cuchillo de cera.
- Agua caliente.

Procedimiento clínico:

1. Impresiones de alginato superior e inferior con cubetas estándar.
2. Toma de arco facial y relaciones intermaxilares para montaje en articulador. **VER NOTA IMPORTANTE**
3. Realizamos el montaje en el articulador y el diseño de la prótesis esquelética. Comprobamos en el paralelizador. Hay que tener en cuenta que uno de los ganchos retenedores va a ir sobre la corona que vamos a confeccionar.

2ª sesión clínica – tallado de corona e impresiones de silicona

Material:

- Para preparar la llave para confeccionar el provisional podemos elegir entre:
    o Alginato con cubeta estándar.
    o Silicona con cubeta estándar.
    o Silicona de condensación de laboratorio.
- Para confeccionar el provisional y pulirlo:
    o Resina de automezcla con pistola o en polvo/líquido.
    o Pieza de mano con fresa de carburo de tungsteno.
    o Discos de pulido con contraángulo.
- Levanta-coronas.
- Fresas de diamante para tallado y turbina.
- Cubeta estándar.
- Silicona.
- Cemento temporal.
- Espátula de mezcla.
- Hilo dental.
- Papel de articular de 200 μm y 8 μm.
- Guía de color.

Procedimiento clínico:

1. Anestesia. Confección de la llave previa para la provisional directa. Tallado para corona ceramo-metálica del diente pilar. Tomamos impresión con cubeta estándar y silicona. Podemos elegir hacerla con 3 consistencias de silicona (*wash-technique*) en 2 tiempos, o con 2 consistencias en 1 tiempo. Registro de mordida con cera o silicona de oclusión.

2. Toma de color con guía de cerámica.

3. Confeccionamos corona provisional para el muñón que hemos tallado (podemos utilizar una llave hecha en boca previamente o sobre el modelo que ya tenemos) y lo cementamos con cemento provisional.

Nota de laboratorio: corona ceramo-metálica en bizcocho y cubeta individual. Recordad anotar el diseño del esquelético para que quede preparado en la corona el lecho para el tope oclusal y el contorno fresado si fuese necesario.

3ª sesión clínica – impresión definitiva esquelético

Material:

*   Levanta-coronas.
*   Fresas de diamante.
*   Turbina.
*   Polisulfuro y su adhesivo.
*   Cemento provisional.
*   Espátula.
*   Hilo dental.
*   Barniz de flúor.

Procedimiento clínico:

1. Anestesia opcional. Retiramos el provisional del muñón y probamos la corona ceramo-metálica. Comprobamos oclusión, color y puntos de contacto. Podemos realizar retoques con turbina y fresas de diamante de grano fino (aro rojo o amarillo).

2. Realizamos el tallado del resto de lechos oclusales y planos guía con turbina y fresa de diamante y realizamos la impresión definitiva para la confección del esquelético. Utilizamos la cubeta individual y polisulfuro. Recordad hacerla con la corona colocada correctamente sobre el muñón. La corona saldrá arrastrada por la impresión.

3. Al finalizar, volvemos a cementar el provisional y aplicamos flúor en las zonas que hemos tallado.

Nota de laboratorio: confeccionar estructura metálica del esquelético con rodete de cera. Recordad describir al laboratorio el diseño del esquelético.

4ª sesión clínica – prueba de metal removible

Material:

- Levanta-coronas.
- Agua caliente.
- Cuchillo de cera.
- Guía de color.
- Cemento provisional.
- Espátula.
- Hilo dental.

Procedimiento clínico:

1. Anestesia (opcional). Descementamos el provisional, colocamos la corona ceramo-metálica en bizcocho y sobre ella, la prueba de metal de esquelético. Comprobamos que el ajuste de la estructura metálica es correcto y se mantiene estable. Verificar que el paciente mantiene la máxima intercuspidación sin interferencias de la corona o del metal del esquelético. Calentamos el rodete de cera y tomamos la relación intermaxilar en máxima intercuspidación.
2. Elegimos el color de los dientes del esquelético con la guía de dientes de resina.
3. Volvemos a cementar la corona provisional.

Nota al laboratorio: Montaje de dientes en prueba del esquelético.

5ª sesión clínica – prueba de dientes removible

Material:

- Levanta-coronas.
- Papel de articular de 200μ y de 8μ.
- Pinzas Miller.
- Pieza de mano.
- Fresas de carburo de tungsteno.
- Cemento provisional.
- Espátula.
- Hilo dental.

Procedimiento clínico:

1. Anestesia (opcional).
2. Descementamos el provisional, colocamos la corona ceramo-metálica en bizcocho y sobre ella, el esquelético con los dientes montado en prueba.
3. Chequeamos la oclusión con papel de articular de 200 μm y de 8 μm. Realizamos los ajustes necesarios con pieza de mano y fresa de carburo de tungsteno.
4. Volvemos a cementar la corona provisional.

Nota al laboratorio: glaseado de la corona ceramo-metálica y terminado del esquelético.

6ª sesión clínica – cementado y entrega

Material:

- Levanta-coronas.
- Papel de articular de 200 μm y de 8 μm.
- Pinzas Miller.
- Pieza de mano.
- Fresas de carburo de tungsteno.
- Cemento definitivo.
- Espátula o punta de mezcla.
- Vaselina sólida.
- Hilo dental.
- Alicates.

Procedimiento clínico:

1. Anestesia (opcional).
2. Descementamos la corona provisional.
3. Probamos la corona ceramo-metálica terminada y el esquelético sobre ella.
4. Comprobamos ajustes y oclusión.
5. Si está todo correcto, cementamos la corona de forma definitiva y entregamos el esquelético. Para cementar la corona, debemos mantener seco el muñón mientras ponemos una fina capa de cemento en las paredes internas de la corona. La colocamos en su posición correcta y retiramos los excesos. Inmediatamente y antes de que fragüe el cemento, colocamos el esquelético en boca (con vaselina en el gancho y zonas próximas a la corona) y esperamos el tiempo de fraguado del cemento con el paciente en oclusión y manteniendo lo más seco posible todo con la aspiración.
6. Una vez endurecido el cemento retiramos con cuidado el esquelético y terminamos de retirar excesos. Damos al paciente instrucciones de uso e higiene y mantenimiento.

7. En estos casos, conviene que las primeras 24 horas, retiren lo mínimo posible el esquelético para no traccionar sobre la corona recién cementada.

7ª sesión clínica – revisión

Material:

- Papel de articular de 200 μm y de 8 μm.
- Pinzas Miller.
- Pieza de mano.
- Fresas de carburo de tungsteno.
- Lápiz tinta.
- Alicates.

Procedimiento clínico:

1. Revisamos el ajuste y la oclusión. Preguntamos al paciente sobre hábitos de higiene y molestias. Revisamos úlcera de decúbito: si hubiera alguna, la marcamos con lápiz tinta para localizarla en la base de la prótesis removible.
2. Ajustamos la retención de los ganchos modificándolos con alicates.
3. Pautamos las próximas revisiones.

9.5 REBASADOS Y COMPOSTURAS.

Compostura simple de resina

Fractura de prótesis total o parcial de resina cuyos fragmentos podemos encajarlos perfectamente con la mano.

¿Qué hacemos?

Enviar los fragmentos al laboratorio.

Rebasado prótesis total removible

Material:

- Polisulfuro y su adhesivo.

Procedimiento clínico:

1. Pincelamos adhesivo por la cara tisular de la base de la prótesis. Una vez seco, mezclamos el polisulfuro y aplicamos una capa por toda la base.

2. Llevamos a boca, realizamos la funcionalización de la impresión y pedimos al paciente que ocluya y esperamos el tiempo de fraguado indicado por el fabricante (impresión funcional y funcionalizada).

3. Importante comprobar que durante el fraguado mantiene la oclusión correctamente.

4. Enviamos al laboratorio la prótesis, en cuya base está adherida la impresión de polisulfuro.

Rebasado prótesis parciales de resina o esqueléticas
Material:
- Polisulfuro y su adhesivo.
- Cubeta estándar de dentados.
- Dosificadores, taza y espátula de alginato.

Procedimiento clínico:
1. Pincelamos adhesivo por la cara tisular de la base de la prótesis. Una vez seco, mezclamos el polisulfuro y aplicamos una capa por toda la base.

2. Llevamos a boca, realizamos la funcionalización de la impresión y pedimos al paciente que ocluya y esperamos el tiempo de fraguado indicado por el fabricante (impresión funcional y funcionalizada).

3. Arrastramos con cubeta estándar y alginato. Enviamos a laboratorio.

Añadir diente a prótesis total removible
Material:
- Cera climas cálidos.
- Agua caliente.
- Cuchillo de cera.
- Cubeta estándar.
- Dosificadores, taza y espátula de alginato.

Procedimiento clínico:
1. Si tenemos dudas de la estabilidad de la oclusión, tomamos unas mordidas en máxima intercuspidación. Si la oclusión es estable, podemos omitir este paso.

2. Hacemos una impresión con cubeta estándar y alginato del antagonista (si es una prótesis completa removible, podemos realizarla fuera de boca). Enviamos al laboratorio la prótesis a compostura y la impresión de la arcada antagonista.

Añadir diente a prótesis parcial removible.

Material:

- Cera contr cálido.
- Agua caliente.
- Cuchillo de cera.
- Cubeta estándar.
- Dosificadores, taza y espátula de alginato.

Procedimiento clínico:

1. Si tenemos dudas de la estabilidad de la oclusión, tomamos unas mordidas en máxima intercuspidación. Si la oclusión es estable, podemos omitir este paso.
2. Hacemos una impresión con cubeta estándar y alginato del antagonista (si es una prótesis completa removible, podemos realizarla fuera de boca).
3. De la prótesis que necesitamos añadir el diente, realizaremos un arrastre con cubeta estándar y alginato. Enviaremos al laboratorio 2 impresiones: el arrastre de la prótesis a composturar y la de la arcada antagonista.

10. FÉRULAS DE DESCARGA

Autores

Enrique Ferrer Tuset

Marina García Selva

Las férulas de descarga, de Michigan o de relajación son dispositivos oclusales rígidos y removibles, confeccionados de manera personalizada. Su función es reducir la carga articular y la tensión muscular, redistribuir las fuerzas del microtrauma (bruxismo) y desactivar la inestabilidad ortopédica por interferencias oclusales.

Una férula debe tener las siguientes características:

- La cara oclusal de la férula será lo más plana posible, sin indentaciones.
- Habrá una oclusión con contactos simultáneos, bilaterales y puntuales de todas las cúspides funcionales antagonistas en oclusión céntrica.
- En el movimiento de protrusión mandibular habrá función de grupo anterior con disoclusión posterior inmediata, progresiva y uniforme.
- En el movimiento de lateralidad mandibular habrá guía canina con disoclusión en lado de trabajo y balanceo.
- La férula será de material duro que se pueda ajustar (no blando).
- La dimensión vertical de oclusión se aumentará lo mínimo necesario para anular las interferencias y prematuridad oclusales (± 2 mm en dientes posteriores).
- El ajuste, la estabilidad y la retención deben ser correctos.
- El pulido debe ser perfecto.

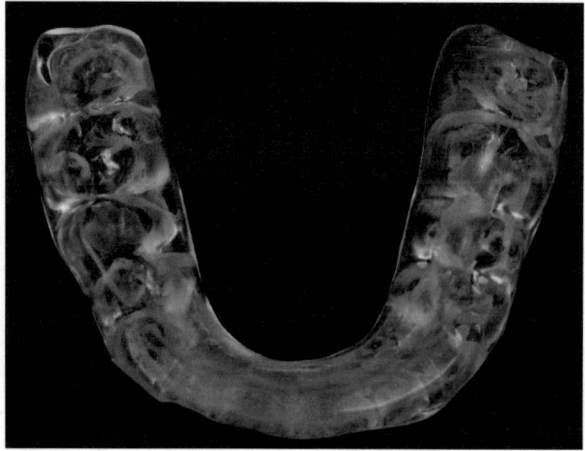

Figura 8: Férula de descarga.

SESIONES CLÍNICAS:

1ª Sesión clínica: diagnóstico y toma de registros

Material:

- Set de exploración bucodental: espejo, sonda de exploración, pinzas.
- Guantes sin látex para manipular silicona.
- Cubetas.
- Silicona de impresión tres consistencias.
- Pistola de silicona.
- Alginato.
- Taza de alginato.
- Espátula alginato.
- Cera de articular / Silicona de mordida.
- Calentador de agua o mechero de alcohol o gas.
- Arco facial.
- Articulador semiajustable.
- Zocalador de modelos con *split cast*.
- Tazón para batir escayola.
- Espátula para batir escayola.
- Barniz separador de escayola.
- Escayola para vaciado de modelos.
- Escayola para montaje de los modelos en el articulador.

Procedimiento clínico:

1. Anamnesis.
2. Exploración oclusal, muscular y articular. Confirmar indicación de férula de descarga y elección de la arcada donde se vaya a colocar.
3. Toma de registros:
   o Escaneado o impresión de silicona en la arcada portadora de la férula.
   o Escaneado o impresión con alginato de la arcada antagonista.
   o Escaneado o registro de mordida con cera / silicona de mordida.
   o Arco facial y montaje en articulador si la férula es analógica.

Nota de laboratorio: Férula de descarga superior/inferior con contactos simultáneos, bilaterales y puntuales de todas las cúspides funcionales antagonistas en máxima intercuspidación, guía anterior en protrusión y guía canina mínima en lateralidad con disoclusión posterior.

2ª Sesión clínica: entrega

Material:

- Set de exploración bucodental: espejo, sonda de exploración, pinzas.
- Guantes.
- Pinzas Miller (papel de articular).
- Papeles de articular: 200 μm, 40 μm y 8 μm (Arthus).
- Calibrador de espesores.
- Micromotor y pieza de mano.
- Fresas de tungsteno para pieza de mano con forma de pera para retocar la resina.
- Gomas para pieza de mano para pulir resina: gris y verde.
- Disco de pelo de cabra y borreguito de pieza de mano para dar brillo.
- Pasta de pulir de óxido de aluminio.

Procedimiento clínico:

1. Comprobar en boca ajuste, retención y estabilidad.
2. Calibrar espesor de la férula en oclusal, en zona de molares ≤ 2 milímetros.
3. Ajustar contactos oclusales:
   - 1º con papel de articular de 200 μm azul.
   - 2º con papel de articular de 40 μm azul.
   - 3º con papel Arthus (8 μm).
   - 4º con papel de articular de 40 μm rojo en protrusiva y lateralidades.
4. Pulido perfecto.
5. Instrucciones de colocación: siempre insertar y desalojar con los dedos empujando o traccionando simultáneamente de ambos lados.
6. Instrucciones de uso: siempre que duerma y los ratos durante el día que pueda ser necesaria.
7. Instrucciones de higiene:
   - Tras la desinserción, cepillar la férula con un cepillo para prótesis, agua y jabón neutro, aclarar y secar.
   - 1 vez al mes dejar la férula a remojo en pastillas desinfectantes para prótesis removibles el tiempo que indique el fabricante.
   - Si la férula tiene restos de cal, se puede dejar a remojo con desincrustante o vinagre de limpieza (incoloro).
   - Guardar la férula en su caja, con ventilación.

Siguientes visitas: Revisiones

Material:

- Set de exploración bucodental: espejo, sonda y pinzas.
- Guantes.
- Pinzas Miller (papel de articular).
- Papeles de articular: 200 μm, 40 μm y 8 μm (Arthus).
- Calibrador de espesores.
- Micromotor y pieza de mano.
- Fresas de tungsteno para pieza de mano con forma de pera para retocar la resina.
- Gomas de pieza de mano para pulir resina: gris y verde.
- Disco de pelo de cabra y borreguito de pieza de mano para dar brillo.
- Pasta de pulir de óxido de aluminio.

Procedimiento clínico:

1. Pautas de revisión: 15 días, 1 mes, 6 meses, 1 año.
2. Ajustar oclusión.
3. Anotar cambios en:
   - Dolor.
   - Parafunción.
   - Desgaste dental.
   - Sobrecarga muscular.
   - Dinámica mandibular.
   - Estado de las ATM.

11. BLANQUEAMIENTO DENTAL

Autor

José Amengual Lorenzo

11.1 SECUENCIA DE MANIOBRAS PREVIAS AL BLANQUEAMIENTO DENTAL

A continuación, se detallan los procedimientos y maniobras que deben realizarse antes de iniciar un tratamiento de blanqueamiento dental, con el fin de poder llevar a cabo un diagnóstico adecuado del tipo y grado de decoloración, a partir del cual poder indicar un plan de tratamiento personalizado. En este capítulo se explican los blanqueamientos que se realizan durante las prácticas de la asignatura Practicum II de Pacientes Adultos.

Material:

- Espejo bucal.
- Sonda exploradora.
- Sonda periodontal.
- Captadores radiográficos digitales (para radiografías periapicales y de aleta de mordida).
- Paralelizadores (para radiografías periapicales y de aleta de mordida).
- Documento de consentimiento informado.
- Cubetas de impresión o escáner intraoral.
- Alginato.
- Taza y espátula para batido de alginato.
- Espectrofotómetro.
- Guía de color Bleachedguide® (Vita®).
- Hoja de registro de color.
- Separa-labios.
- Cámara fotográfica.
- Documento con el protocolo desensibilizante-remineralizador.
- Documento del calendario de citas.

Procedimiento clínico:

1. Historia clínica
   o Anamnesis
   o Exploración clínica
   o Exploración radiográfica:
      o Serie periapical de los dientes a tratar.
      o CBCT de los dientes no vitales.
      o Aletas de mordida para evaluar dientes posteriores.

2. Fase previa al blanqueamiento
   o Tratamiento de patologías orales activas.
   o Sustitución de tratamientos defectuosos.
   o Fase higiénica (eliminación de las discoloraciones extrínsecas).
   o Toma del color pretratamiento con espectrofotómetro.
   o Diagnóstico individualizado.
   o Plan de tratamiento personalizado.
   o Presentación del presupuesto.
   o Revisión de hábitos del paciente: higiene, dieta y consumo de tabaco.
   o Firma del consentimiento informado.

3. Toma de impresiones para férulas (digitales o convencionales con alginato):
   o Férulas de posicionamiento del espectrofotómetro.
   o Férulas terapéuticas.

4. Toma de registros fotográficos pretratamiento:
   o Fotografía en oclusión borde a borde mostrando los dientes anteriores.
   o Fotografía con testigo de la guía Bleachedguide® colocada en el mismo plano y eje que un incisivo central superior, de color similar al del incisivo.

5. Documentación y organización
   o Entrega de protocolo desensibilizante-remineralizador.
   o Entrega de calendario de citas.

11.2 BLANQUEAMIENTO VITAL DOMICILIARIO CON PRODUCTOS DE BAJA CONCENTRACIÓN Y FÉRULAS INDIVIDUALIZADAS

Procedimiento en el que el propio paciente se auto aplica un producto de peróxido de carbamida con una concentración entre el 10 % y el 16 %, bajo el control estricto del dentista y siguiendo sus indicaciones.

Material:

- Sonda periodontal.
- Espejo dental.
- Pinzas.
- Pasta de limpieza de baja abrasividad.
- Cepillo de nailon.
- Contraángulo de baja velocidad.
- Separa-labios.
- Peróxido de carbamida al 10 %-16 %.
- Férulas de blanqueamiento domiciliario.
- Guía de color Bleachedguide (Vita).
- Espectrofotómetro.
- Férula de posicionamiento.
- Hoja de registro de color.
- Cámara fotográfica.
- Documento con instrucciones de manejo de las férulas y del producto y de la conservación de éste.
- Documento de control de molestias asociadas al blanqueamiento domiciliario.
- Documento de normas higiénico-dietéticas y sobre el consumo de tabaco.

Procedimiento clínico:

1. Preparación inicial del paciente.
    - o Eliminar la pigmentación extrínseca con pasta de limpieza de baja abrasividad aplicada mediante un cepillo de nailon montado en el contraángulo a baja velocidad.
2. Comprobación de las férulas.
    - o Comprobar la correcta adaptación, estabilidad y retención de las férulas en boca del paciente.

3. Explicación del tratamiento al paciente.
   o Cómo conservar el producto blanqueador en su domicilio.
   o Duración diaria de la aplicación del tratamiento.
   o Procedimiento de higienización y conservación de las férulas.
4. Realizar demostración práctica al paciente mostrándosela en un espejo de mano de:
   o Aplicación del gel blanqueador en las férulas: en qué huecos colocarlo y en qué cantidad.
   o Colocación de las férulas con el producto en la boca.
   o Retirada de las férulas, enjuague y limpieza de los dientes y de las férulas.
5. Indicaciones al paciente.
   o Indicar una pasta dental limpiadora y un colutorio coadyuvante.
6. Entrega de documentación y materiales.
   o Instrucciones de manejo y conservación del producto y férulas.
   o Pauta de control de molestias asociadas al blanqueamiento domiciliario.
   o Normas higiénico-dietéticas y antitabaco.
   o Las férulas y la cantidad de producto necesaria para una semana de tratamiento.
7. Revisión a la semana.
   o Evaluar posibles complicaciones y tratarlas si es necesario.
   o Eliminar la pigmentación extrínseca con pasta abrasiva y cepillo de nailon montado en contraángulo.
   o Reforzar la motivación del paciente respecto a la higiene oral, dieta y hábitos tabáquicos.
   o Realizar toma de color con espectrofotómetro y férulas de posicionamiento.
   o Registrar una fotografía intraoral con separa-labios de los dientes anteriores en oclusión borde a borde.
8. Revisiones cada dos semanas hasta la finalización del tratamiento.
   o Valorar y tratar complicaciones si aparecen.
   o Eliminar pigmentación extrínseca como en la revisión anterior.
   o Repetir motivación del paciente.
   o Registrar color y fotografías como en la revisión de la semana.
9. Finalización del tratamiento.
   o Evaluar la presencia de complicaciones y solucionarlas si se presentan.
   o Realizar toma de color final con espectrofotómetro y férulas de posicionamiento.
   o Efectuar registros fotográficos con separa-labios:
   o Fotografía de los dientes anteriores en oclusión borde a borde.
   o Fotografía utilizando el mismo testigo de la guía Bleachedguide® que en la imagen pretratamiento colocado en el mismo plano y eje del mismo incisivo.

o   Entregar al paciente la fecha para la revisión de los seis meses para comprobar la estabilidad del color o la necesidad de realizar mantenimiento o retratamiento.

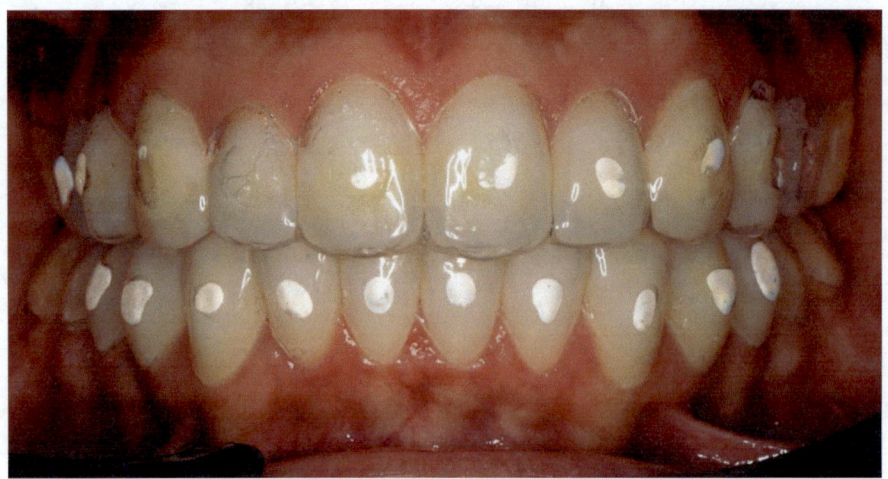

Figura 9: Blanqueamiento vital domiciliario con un producto de baja concentración (peróxido de carbamida al 10 %-16 %) aplicado mediante una férula individualizada.

11.3 BLANQUEAMIENTO DENTAL NO VITAL

Técnicas que se aplican en dientes no vitales previamente endodonciados, en las que se utilizan tanto peróxido de hidrógeno de muy alta concentración, como peróxido de carbamida en concentraciones altas y bajas. Estas técnicas se llevan a cabo conjuntamente en la consulta dental por el dentista, y de forma domiciliaria por el paciente bajo el control del profesional y siguiendo sus indicaciones.

Material:

- Sonda exploradora.
- Espejo dental.
- Pinzas.
- Excavador.
- Sonda periodontal.
- Topes de endodoncia de 2 mm.
- Turbina.
- Contraángulo.
- Fresa de apertura.
- Fresa de turbina redonda de tallo largo.

- Fresas de contraángulo Gates® o Peeso®.
- Paralelizador para radiografía periapical.
- Fresas redondas para contraángulo de distintos tamaños.
- Captador radiográfico digital para radiografías periapicales.
- Ácido ortofosfórico.
- Adhesivo dental.
- Lámpara LED de fotopolimerización.
- Resina compuesta fluida (color B1 o Extra White).
- Pasta de limpieza de baja abrasividad.
- Cepillo de nailon.
- Protector gingival (Vitamina E).
- Dique de goma grueso.
- Rotulador indeleble.
- Perforador de diques.
- Seda dental.
- Espátula de boca pequeña.
- Tijeras.
- Arco para dique.
- *Clamps* supragingivales para premolares o primeros molares.
- Porta-clamps.
- Resina de protección gingival.
- Peróxido de hidrógeno de alta concentración (25-40 %), quimio o foto activable.
- Peróxido de hidrógeno (35 %) o peróxido de carbamida (45 %) para aplicación intracameral.
- Obturación provisional.
- Férula de blanqueamiento domiciliario unitaria.
- Peróxido de carbamida al 16 %.
- Guía de color Bleachedguide® (Vita®).
- Separa-labios.
- Cámara fotográfica.

Procedimiento clínico:

1) Preparación inicial.
   o Eliminar el componente extrínseco de la discoloración con pasta de baja abrasividad y cepillo de nailon en contraángulo a baja velocidad.

69

2) Toma de color y registros fotográfico.

- o Registrar el color inicial con la guía Bleachedguide®.
- o Tomar fotografía con separa-labios del diente a blanquear, los dientes adyacentes y los antagonistas en oclusión borde a borde.
- o Tomar fotografía con separa-labios con el testigo de color más parecido, situado en el mismo plano y eje que el diente a tratar.

3) Protección gingival.

- o Proteger las encías del diente a tratar y de los dos adyacentes con antioxidantes.

4) Colocación del aislamiento.

- o Realizar aislamiento absoluto del diente a tratar y los dientes adyacentes con dique de goma, ligaduras cervicales y colocar *clamps* adecuados para facilitar un adecuado campo de trabajo.

5) Fase de sellado del conducto radicular.

- o Retirar la obturación provisional.
- o Eliminar los restos de materiales de la cámara pulpar.
- o Retirar 2 mm de gutapercha desde la línea amelocementaria con fresa adecuada.
- o Confirmar la remoción mediante radiografía periapical.
- o Limpiar cuidadosamente la cámara pulpar.
- o Grabar con ácido ortofosfórico los 2 mm del conducto de los que se ha retirado el material de obturación y posterior lavado.
- o Aplicar adhesivo en la zona grabada y polimerizar.
- o Colocar 2 mm de resina compuesta fluida (B1 o Extra White) y polimerizar.
- o Verificar el sellado radicular con radiografía.

6) Fase en consulta (externa-interna simultánea).

- o Proteger los dientes adyacentes con teflón.
- o Aplicar el producto blanqueador (quimio o foto activable) en la superficie externa del diente y en la cámara pulpar.
- o Dejar actuar o foto activar el producto según indicación del fabricante.
- o Retirar el producto con un eyector sin capucha.
- o Lavar con agua y secar con aire los dientes y el campo operatorio.
- o Repetir el proceso hasta lograr un color similar al de los dientes adyacentes.

7) Fase ambulatoria (interna).

- o Colocar una bolita de algodón impregnada con peróxido de alta concentración en la cámara pulpar (peróxido de carbamida al 45 %).
- o Limpiar excesos.
- o Cubrir con una fina capa de algodón seco y otra de teflón.
- o Sellar con obturación provisional y comprobar la oclusión una vez haya fraguado.

- o Retirar el aislamiento.

- o Pedir al paciente que se enjuague con agua.

- o Evaluar tejidos blandos y aplicar antioxidante si es necesario.

- o Realizar nueva toma de color y fotografía de control.

8) Fase domiciliaria (externa).

- o Explicar al paciente cómo aplicar el producto en la férula unitaria: en el hueco de la férula correspondiente al diente en tratamiento y la cantidad de producto adecuada.

- o Realizar una demostración al paciente con espejo de mano y separa-labios de la colocación y retirada de la férula con el producto en boca, y de su limpieza.

9) Indicaciones al paciente.

- o Indicar una pasta dental limpiadora y un colutorio coadyuvante.

10) Entrega de documentación y materiales

- o Férula individualizada y producto para una semana.

- o Instrucciones de uso de la férula y del producto y de su conservación.

- o Documento con normas higiénico-dietéticas y tabáquicas.

11) Advertir al paciente sobre el riesgo de fractura del diente.

12) Revisión a la semana.

- o Valorar complicaciones y tratarlas si las hubiera.

- o Tomar fotografía con separa-labios.

- o Realizar nueva sesión en consulta o continuar fase domiciliaria según la evolución.

- o Citar a la semana si se efectúa una nueva sesión en la consulta y continuar mediante tratamiento domiciliario una vez realizada, o citar cada dos semanas si no se realiza hasta obtener un color y brillo semejante a los dientes vecinos mediante el tratamiento domiciliario.

13) Finalización del tratamiento.

- o Confirmar que el diente tratado presenta aspecto y brillo adecuados similares al de los dientes adyacentes.

- o Tomar fotografía final con separa-labios y con el testigo Bleachedguide® empleado inicialmente en el mismo eje y plano que el fotografiado en la imagen pretratamiento.

- o Citar al paciente a los seis meses para revisión, comprobación de estabilidad del color y, si fuese necesario, realizar retratamiento.

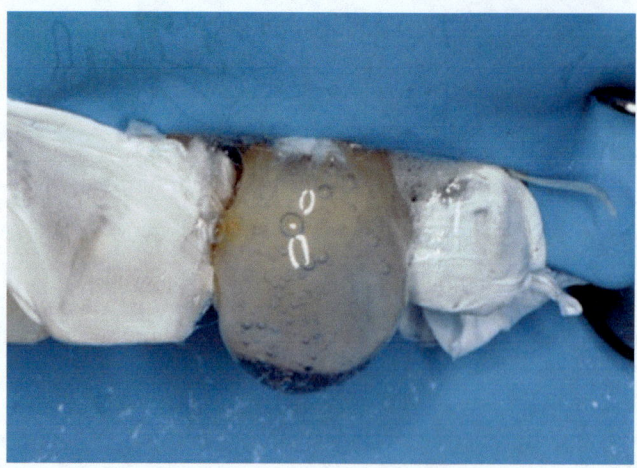

Figura 10: Blanqueamiento no vital en la consulta con un producto blanqueador de muy alta concentración (peróxido de hidrógeno 25 %-40 %) aplicado en el interior de la cámara pulpar y sobre la superficie del esmalte vestibular y lingual y palatina del diente a blanquear de forma simultánea.

12. REVISIÓN BÁSICA DEL PACIENTE CON IMPLANTES DENTALES

Autores

Carla Fons Badal

Carlos Labaig Rueda

Cuando un paciente acude a la consulta con implantes dentales, es fundamental realizar una revisión tanto clínica como radiográfica para asegurar la correcta salud periimplantaria y el buen estado de la prótesis.

Material:

- Espejo.
- Sonda periodontal.
- Sonda de exploración.
- Paralelizadores.
- Radiografía.
- Destornillador de la marca del implante.
- Llave de torque.
- Teflón.
- Atacador.
- Composite.
- Papel de articular.
- Turbina.
- Fresas de pulido.

Procedimiento clínico:

1. Control de tejidos blandos:
   o Evaluar la presencia de inflamación, sangrado al sondaje, enrojecimiento o supuración.
   o Detectar signos de mucositis o periimplantitis.
2. Realización de radiografía periapical:
   o Valorar el nivel de hueso alrededor del implante.
   o Verificar el ajuste pasivo de la prótesis.
   o Observar posibles aflojamientos de tornillos o fracturas.

3. Revisión de la prótesis fija: deberemos evaluar si la prótesis tiene movilidad, si necesita una limpieza profunda y enseñar instrucciones de higiene oral si es necesario. También revisaremos todos los componentes:

o Reposición de chimeneas protésicas. Cuando la chimenea se ha desgastado, desajustado o caído:

- Retirar cuidadosamente el material dentro de la chimenea de la corona.

- Verificar integridad del tornillo.

- Siempre proteger el acceso al tornillo con teflón para facilitar futuras retiradas.

- Reposicionar la chimenea con composite.

o Torque del tornillo. Cuando se ha aflojado el tornillo:

- Consultar la tabla del fabricante del tornillo protésico (cada sistema tiene su propio torque recomendado).

- Apretar tornillo utilizando la llave de torque calibrada, no hacerlo "a mano alzada".

- Cementado de coronas. Si la prótesis es cementada sobre implantes habrá que volver a cementarla, de manera provisional o definitiva, según el caso (decidir con el tutor de prácticas). Es importante:

- Comprobar torque y estado del tornillo antes de cementar.

- Colocar teflón en el acceso al tornillo antes del sellado final.

- Evitar excesos de cemento para prevenir periimplantitis.

4. Revisión prótesis removibles: deberemos evaluar si la prótesis necesita una limpieza profunda y enseñar instrucciones de higiene oral si es necesario.

o Prótesis con Locator®: recordar que existen muchos sistemas de retención tipo Locator®. Confirmar el sistema, revisar desgastes del sistema de retención y si es necesario retirar camisas o cualquier tratamiento a realizar enviar al Máster de Prótesis de la Universitat de València.

o Prótesis con barras: revisar las retenciones y si es necesario cambiar algún componente enviar al Máster de Prótesis de la Universitat de València.

5. Recomendaciones finales

o Hacer controles periódicos cada 6-12 meses.

oExplicar al paciente cómo higienizar correctamente:

- Cepillado correcto.

- Cepillos interproximales.

- Cepillo específico para implantes si fuese necesario.

- Irrigador bucal o seda tipo Superfloss®.

- Gel de clorhexidina en casos puntuales.

BIBLIOGRAFÍA

AMENGUAL, José; Oteo, Jesús; Creagh, Jesús, Iturralde, Juanjo; Giráldez, Isabel; Llambes, Gonzalo. (2019) Libro Blanco de Blanqueamiento Dental. Madrid: Editorial Aral. 52 pp.

AMENGUAL J, Forner L. (2011): Blanqueamiento dental: bases científicas y técnicas clínicas. Ediciones Especializadas Europeas. Barcelona. 214 pp.

BIOTTI PICAND J, García Nieto JP. (2014): Técnica simplificada en la rehabilitación del desdentado. Rev. Clin. Periodoncia Implantol. Rehabilitación Oral vol.7 no. 1 Santiago abr.

CASTILLO DE OYAGÜE, Raquel; del Río Highsmith, Jaime; Sánchez Turón, A; Serrano Madrigal, Benjamín. (2003): El articulador semiajustable. Gaceta dental: industria y profesiones. ISSN 1135-2949, n° 135 (feb), págs. 46-66.

CATON, J. G., Armitage, G., Berglundh, T., Chapple, I. L., Jepsen, S., Kornman, K. S., & Tonetti, M. S. (2018): A new classification scheme for periodontal and peri-implant diseases and conditions–Introduction and key changes from the 1999 classification. Journal of periodontology, 89, S1-S8

CERVINO G, Fiorillo L, Herford AS, Laino L, Troiano G, Amoroso G, Crimi S, Matarese M, D'Amico C, Nastro Siniscalchi E, Cicciù M. (2018): Alginate materials and dental impression technique: a current state of the art and application to dental practice. Mar Drugs. Dec 29;17(1):18. doi: 10.3390/md17010018.

COHEN, Stephen y HARGREAVES, Kenneth M. (2023): Vías de la pulpa. Editorial Elsevier Mosby.

DAWSON P. (1991): Evaluación, diagnóstico y tratamiento de los problemas oclusales. La ed. española de la 2ª ed. En inglés. Barcelona. Salvat Editores.

FERNÁNDEZ DE ESTEVAN, L; Mañes Ferrer JF, Senent Vicente G, Fernández Bravo L, Pérez Beltrán L, Pérez García E, González Angulo E, Selva Otaolaurruchi E. (2024): Prótesis dental I: guía de prácticas de laboratorio. Publicacions de la Universitat de València. ISBN: 978-84-1118-406-9.

HERNÁNDEZ PALMA, LM. (2012): Consideraciones clínicas en impresiones iniciales, cubetas individuales, sellado periférico e impresiones finales, en la elaboración de prótesis totales. Universidad de San Carlos de Guatemala.

LINDHE, J., Karring, T., & Lang, N. P. (2009): Periodontología clínica e implantología odontológica. Ed. Médica Panamericana.

LÓPEZ O. (1971): Revista de la Facultad de Odontología. U. Córdoba. Impresiones en el desdentado total. Vol. 6. N° 3-4. Julio-diciembre.

MALLAT, E, Keogh T. (1998): Prótesis parcial removible. Editorial Harcourt.

MANNS A, Biotti JL. (2006): Manual práctico de oclusión dentaria. Editorial Amolca.

MARTIGNON S, Pitts NB, Goffin G, Mazevet M, Douglas GVA, Newton JT, Twetman S, Deery C, Doméjean S, Jablonski-Momeni A, Banerjee A, Kolker J, Ricketts D, Santamaria RM (2019): CariesCare practice guide: consensus on evidence into practice. Br Dent J. 2019 Sep;227(5):353-362. doi: 10.1038/s41415-019-0678-8. Erratum in: Br Dent J. Dec;227(11):988. doi: 10.1038/s41415-019-1080-2. PMID: 31520031.

OKESON, Jeffrey P. (2019): Tratamiento de oclusión y afecciones temporo-mandibulares. Editorial Elsevier España, S.L.U. 8ª Edición.

PERDIGAO, Jorge (2016): Restauración del Diente Endodonciado desde una perspectiva basada en la Odontología Adhesiva. Editorial Springer

ROMÁN RODRÍGUEZ JL, Llambés Arenas G, Fons Font A, Agustín Panadero R, Solá Ruiz MF(2016): Cementado adhesivo de las restauraciones cerámicas (I). Oris.;1(86):6-11.

ROMÁN RODRÍGUEZ JL, Llambés Arenas G, Fons Font A, Agustín Panadero R, Solá Ruiz MF (2016): Cementado adhesivo de las restauraciones cerámicas (II). Oris.;2(87):6-14.

RUDD KD, Morrow RM, Strunk RR. (1969): Accurate alginate impressions. J Prosthet Dent. Sep;22(3):294-300. doi 10.1016/0022-3913(69)90192-9.

SUÁREZ GARCÍA MJ, Serrano Madrigal B, Pradíes Ramiro G, López Lozano JF. (1999): Articuladores y sus indicaciones en la clínica protésica. Gaceta dental; junio 99:34-42.